新编临床护理技术

柏 萍 等◎主编

长江出版传媒 湖北科学技术出版社

图书在版编目(CIP)数据

新编临床护理技术/柏萍等主编. -- 武汉：湖北
科学技术出版社，2022.7
ISBN 978-7-5706-2075-3

Ⅰ．①新… Ⅱ．①柏… Ⅲ．①护理学-技术 Ⅳ．
①R472

中国版本图书馆CIP数据核字(2022)第103505号

责任编辑：许可 封面设计：胡博

出版发行：湖北科学技术出版社 电话：027-87679426
地　　址：武汉市雄楚大街268号 邮编：430070
　　　　　（湖北出版文化城B座13-14层）
网　　址：http://www.hbstp.com.cn

印　　刷：山东道克图文快印有限公司 邮编：250000

787mm×1092mm　　1/16 10印张　　220千字
2022年6月第1版 2022年6月第1次印刷
定价：88.00 元

《新编临床护理技术》编委会

主　编

柏　萍　　泰安市中心医院

郭红杰　　山东省高唐县中医院

王亚芹　　临朐县人民医院

车　红　　烟台毓璜顶医院

潘丽霞　　日照市人民医院

周爱英　　烟台毓璜顶医院

王星辉　　潍坊市人民医院

副主编

余雪飞　　重庆市黔江区中心医院

刘杨杨　　内蒙古自治区人民医院

于　晓　　无棣县碣石山镇卫生院

鹿风云　　山东省泰安肥城市中医医院

吕晓亚　　山西省人民医院

前　言

随着科学技术的飞速发展和医学科学的不断进步，护理学科发生了根本性的变化。特别是医药卫生体制改革方案中提出，护理工作要坚持"以患者为中心"，以患者安全为重点，护理服务让患者满意、让社会满意。为了实现这一目标，护理人员要掌握扎实的医学护理基础知识、熟练的专业技能、规范的技术操作，做到默契的医护配合，这是保证患者安全和医疗护理质量的关键。

本书在力求内容覆盖面广、信息量大的同时，注重内容的先进性，旨在为读者提供新理论、新方法和新的临床护理实践。本书详细介绍了呼吸系统疾病的护理、循环系统疾病的护理、消化系统疾病的护理、泌尿系统疾病的护理、内分泌与代谢系统疾病的护理、血液系统疾病的护理、神经系统疾病的护理等内容。本书作者均具有丰富的临床经验和深厚的理论功底，希望本书能为广大护理医务工作者处理相关问题提供参考，也可作为医学院校学生学习之用。

在编写过程中，由于作者较多，写作方式和文笔风格不一，再加上时间有限，难免存在不足之处，望广大读者提出宝贵的意见和建议，谢谢。

编　者

目　　录

第一章　呼吸系统疾病的护理

第一节　急性上呼吸道感染

急性上呼吸道感染(简称上感)是指鼻、咽、喉部急性局限性炎症的总称,也是呼吸道常见的一种传染病。多数由病毒感染所致,少数由细菌感染引起。

一、病因及发病机制

急性上呼吸道感染大多数由病毒感染引起,主要有鼻病毒、流感病毒、副流感病毒、埃可病毒、腺病毒、麻疹病毒、柯萨奇病毒等。少数由细菌直接感染或继发于病毒感染之后,主要为溶血性链球菌,其次为流感嗜血杆菌、肺炎链球菌、葡萄球菌等。常因受凉、淋雨、过度劳累等因素诱发。病原体主要通过飞沫传播,也可由于接触患者而传染。

二、临床表现

(一)症状与体征

1.普通感冒

普通感冒俗称"伤风"。以鼻咽部炎症为主,最常见的病原体是鼻病毒。起病较急,早期有咽部干痒或烧灼感,数小时后出现鼻塞、流清水鼻涕。2～3d后鼻涕变稠,可伴咽痛、流泪、声音嘶哑、咳嗽,一般无全身症状或仅有低热、畏寒伴头痛、全身乏力。可见鼻、咽部黏膜充血水肿,有较多分泌物。多无并发症,一般经5～7d痊愈。

2.急性咽喉炎

急性咽喉炎以咽喉部炎症为主,多由鼻病毒、腺病毒、流感病毒等引起。临床特征为咽部发痒和灼热感,轻而短暂的咽痛。合并链球菌感染时,常有咽下疼痛,并伴有发热、乏力。急性病毒性喉炎的临床特征为声嘶、说话困难、咳嗽、喉部疼痛,伴有发热。可见咽部充血,咽后壁淋巴滤泡增生,颌下淋巴结肿大和触痛。

3.扁桃体炎

扁桃体炎以咽、扁桃体炎症为主;多由溶血性链球菌感染引起,起病急,有畏寒、发热,体温可达39℃以上。咽痛明显,头痛、全身乏力。可见咽部明显充血,扁桃体充血肿大、表面有黄色点状渗出物,颌下淋巴结肿大有压痛。

(二)并发症

病程常在1周左右。若患者延缓治疗或机体免疫力差,细菌性炎症可从鼻咽部蔓延导致鼻窦炎、中耳炎、支气管炎。部分患者可继发风湿病、肾炎或心肌炎等。

三、辅助检查

(一)血液检查

病毒感染时,白细胞计数正常或偏低,淋巴细胞比例升高。细菌感染时白细胞总数及中性粒细胞增加。

（二）病毒和细菌的检测

通过对病毒或病毒抗体的检测,可判断病毒的类型。细菌培养可判断细菌类型和进行药敏试验。

四、诊断要点

(1)有受凉或与上感患者接触史。

(2)有咽痛、鼻塞、流鼻涕、打喷嚏、全身乏力、发热等症状。

(3)体格检查鼻、咽部黏膜充血水肿,咽后壁淋巴滤泡增生,扁桃体充血肿大。

(4)结合周围血常规检查、病毒抗体检测、细菌培养可确定病因。

五、治疗要点

治疗原则:对症治疗;控制感染;缩短病程;促进痊愈。

（一）抗感染治疗

细菌感染者合理选用抗生素,如青霉素、红霉素、螺旋霉素或磺胺药物治疗。若单纯病毒感染,可选用金刚烷胺、吗啉胍抗病毒治疗。

（二）中药治疗

常用中成药有板蓝根冲剂、清热解毒口服液、银翘解毒丸、桑菊感冒片。高热患者可加黄芩。

六、护理评估

（一）健康史

询问患者以往健康状况,了解患者的生活起居、家庭环境和生活习惯及周围人群的健康状况;了解上呼吸道感染临床类型,有无咳嗽、发热,全身症状是否明显,以往采取何种治疗措施。

（二）身体状况

询问患者发病后的主要表现,观察体温、脉搏、呼吸变化;重点询问有无头痛、全身乏力、咽痛、咽下痛等;体检咽喉有无急性充血,咽后壁有无滤泡,有无声嘶、发音困难,有无扁桃体充血肿大等。

（三）心理－社会因素

因上感引起全身症状明显,并发症较多,常影响工作和学习。评估时注意患者的心理状态,有无焦虑、不安情绪等,是否能积极配合治疗与护理。

（四）辅助检查

周围血常规有无异常,淋巴细胞是否升高。

七、护理诊断及合作性问题

(1)体温过高与病毒、细菌感染有关。

(2)疼痛:咽喉干痒或疼痛,与上呼吸道炎症有关。

(3)知识缺乏:缺乏疾病预防保健知识。

八、护理目标

(1)体温降至正常范围。

(2)咽喉干痒或疼痛减轻或消失。

（3）能说出上呼吸道感染的预防保健知识。

九、护理措施

（一）一般护理

高热患者应卧床休息，保持室内空气新鲜流通，调节适宜的温度（18～22℃）、湿度（50％～60％）。给予高热量、高维生素的流质或半流质饮食，鼓励患者多饮水，对年老体弱者高热后水分丧失过多，可通过静脉输液补充水分，加速毒素的排泄，维持水、电解质的平衡。

（二）降温

超过39℃须进行物理降温，如头部冷敷；冰袋置于大血管部位，温水或乙醇擦浴，4℃冷盐水灌肠等，注意30min后应复查体温并记录。必要时遵医嘱给予药物降温。高热患者应注意观察体温变化，每4h测1次体温、脉搏、呼吸并详细记录。

（三）减轻咽喉疼痛

用淡盐水口咽部含漱或含服消炎喉片；声嘶者可行局部雾化疗法；鼻塞、流涕者可用1％麻黄碱或萘甲唑啉（萘唑啉）滴鼻；细菌感染时，可根据病原菌选用敏感的抗菌药物，常选用青霉素、第一代头孢菌素、氧氟沙星等。

（四）对症护理

发热患者由于唾液腺分泌减少，口腔黏膜干燥，机体抵抗能力下降，易引起口腔黏膜损伤或口腔感染，应鼓励多漱口，保持口腔湿润和舒适，口唇干裂时可涂护唇油保护；退热时，患者常有大汗淋漓，要及时擦干汗液，更换清洁、干燥衣服和被褥；对年老体弱的患者，应注意观察脉搏、血压变化，防止患者发生虚脱。

（五）心理护理

在与患者的接触中针对病因做必要的解释，使患者了解上呼吸道感染的有效防治措施，消除患者的焦虑和不适感，积极配合治疗，促进身心康复。

十、护理评价

（1）体温是否降至正常范围，降温过程中有无出汗过多或虚脱。

（2）不适感有无减轻或消失。

（3）能否说出上感的预防保健知识。

十一、健康指导

（1）积极开展体育锻炼，增强机体抵抗力，增加机体耐寒能力，如冷水洗脸、坚持冷水浴等。

（2）生活规律，劳逸结合，避免受凉、淋雨、过度疲劳等诱发因素。劝告患者不要吸烟，在疾病流行季节，尽量少去公共场所。咳嗽或打喷嚏时可用卫生纸或手帕遮掩并及时洗手，防止病原体向外传播。

（3）对可能或已有上呼吸道感染患者的室内应用食醋5～10mL/m²加等量水稀释，关闭门窗加热熏蒸，1次/d，连续3次。

（4）必要时可采取预防措施，如流感疫苗行鼻腔喷雾，口服板蓝根冲剂，3次/d，1包/次，口服3d；或用贯众、野菊花、桑叶等中草药熬汤服用。

第二节　支气管哮喘

支气管哮喘（简称哮喘）是一种以嗜酸性粒细胞和肥大细胞反应为主的气道变应性炎症和气道高反应性特征的疾病。典型临床表现为反复发作的呼气性呼吸困难伴哮鸣音，可自行或经治疗后缓解。哮喘是全球性最常见的慢性病之一，我国的患病率在 1%～4%，外源性哮喘发病率儿童高于成人，半数在 12 岁以前发病，约 40% 的患者有家族史，男女患病比例大致相同。

一、病因及发病机制

哮喘的病因十分复杂，大多认为与多基因遗传有关，受遗传因素和环境因素的双重影响。调查资料表明，哮喘患者亲属患病率高于群体患病率，而且血缘关系越近，患病率越高。哮喘患儿双亲大多数存在不同程度气道反应性增高。有遗传过敏体质者对外界抗原极易产生 IgE 抗体，并吸附在肥大细胞和嗜碱性粒细胞后使机体处于致敏状态。

目前认为哮喘发病是一系列复杂的病理生理过程，主要与超敏反应、气道炎症、气道反应性增高等因素相互作用有关。当外界过敏原初次进入机体后，使 T 淋巴细胞致敏，进而引起 B 淋巴细胞分化增生发展成浆细胞，产生大量相应的特异性抗体 IgE（亲细胞抗体），IgE 吸附在支气管黏膜下层肥大细胞和血液中嗜碱性粒细胞表面，使这些细胞致敏。当患者再次接触同一类抗原时，抗原抗体在致敏细胞上结合发生作用，导致肥大细胞发生破裂，释放生物活性物质，如组胺缓激肽、前列腺素、白三烯、血小板活化因子，引起支气管平滑肌立即发生痉挛，导致速发型哮喘反应，出现哮喘症状，也有部分患者在接触抗原数小时后才发生哮喘，称为迟发型哮喘发作。此时，更多炎性细胞被激活，释放多种炎性介质而引起气道炎症，血管通透性改变，黏液分泌物增多，造成气道狭窄和阻塞，反应性增高出现呼气性呼吸困难。

二、临床表现

(一)症状与体征

1.外源性哮喘

多数患者有明显过敏原接触史，起病较快，发作前有先兆症状，如干咳、打喷嚏、流涕。继之突然胸部紧闷，呼气性呼吸困难，患者被迫采取坐位。严重时张口耸肩、烦躁不安。持续数分钟至数小时，一般可自行或用平喘药物缓解。

2.内源性哮喘

无明显过敏原，常继发于呼吸道感染之后，也可因吸入寒冷空气、刺激性气体及其他非致敏原因素所致，常先有咳嗽、咳痰，逐渐出现喘息。发作期较长，待炎症控制后，哮喘方可缓解。

3.混合性哮喘

混合性哮喘一年四季经常发作，无明显缓解季节，在哮喘长期反复发作过程中，各种因素相互作用、相互影响，故临床表现不典型或混合存在。

4.重症哮喘

重症哮喘又称哮喘持续状态，指严重的哮喘发作持续 24h 以上，经一般支气管扩张药治疗无效者。常因呼吸道感染未控制、持续接触大量的过敏原、脱水使痰液黏稠形成痰栓阻塞细支气管,治疗不当或突然停用肾上腺糖皮质激素所致。患者表现为呼吸极度困难、端坐呼吸、发绀明显、大汗淋漓、心慌、焦虑不安或意识障碍,甚至出现呼吸及循环衰竭。哮喘严重发作时可有颈静脉怒张;发绀、胸部呈过度充气状态,叩诊呈过清音,听诊有广泛的哮鸣音、呼气时间延长。

(二)并发症

急性发作的可并发气胸、纵隔气肿、肺不张。长期反复发作和继发感染可并发慢性支气管炎、阻塞性肺气肿、肺源性心脏病。

三、辅助检查

(一)血液检查

哮喘发作时,血嗜酸性粒细胞增高;合并感染时,血液白细胞总数及中性粒细胞增高。

(二)痰液检查涂片

痰液检查涂片可见大量嗜酸性粒细胞、黏液栓和透明的哮喘珠。

(三)血气分析

哮喘发作时可有不同程度的 PaO_2 降低,或 PaO_2 降低的同时伴有 $PaCO_2$ 升高,提示气道阻塞,病情危重。重症哮喘,可出现呼吸性酸中毒或合并代谢性酸中毒。

(四)影像学检查

胸部 X 线片:肺透亮度增加,呈过度充气状态,缓解期无明显异常。合并感染时,可见肺纹理增粗及炎症的表现。

(五)肺功能检查

呼气流速的全部指标均显著下降,第 1 秒用力呼气量(FEV_1)、第 1 秒用力呼气量占用力肺活量百分比值(FEV_1/FVC)和呼气流量峰值(PEF)均减少,缓解期可逐渐恢复。

(六)过敏原检测

用放射线过敏原吸附法(RAST)直接测定特异性 IgE 血清,哮喘患者可增高 2～6 倍;缓解期用可疑的变应原做皮肤敏感试验,有助于变应原的判断。

四、诊断要点

(1)反复发作性的喘息、呼吸困难、胸闷或咳嗽,多与接触变应原、呼吸道感染有关。

(2)发作时两肺可闻及广泛性哮鸣音,呼气时相明显延长。

(3)气道阻塞症状经治疗缓解或自行缓解。

(4)结合临床特征和有关辅助检查,判断哮喘发作的严重程度。

五、治疗要点

治疗原则:消除病因,采取综合治疗措施,解痉平喘、消炎、保持呼吸道通畅,控制急性发作,预防复发。

(一)消除病因

迅速脱离过敏原,避免接触刺激因子。

(二)控制急性发作

急性发作时应尽快缓解哮喘症状,改善肺功能,纠正低氧血症。

1.支气管扩张药

应用 β_2 受体激动药,兴奋支气管平滑肌细胞膜上的 β_2 受体,提高细胞内 cAMP 的浓度;舒张支气管平滑肌,增加黏液纤毛清除功能,降低血管通透性,调节肥大细胞及嗜碱性粒细胞介质释放,稳定细胞膜,如沙丁胺醇(舒喘灵)、特布他林(博利康尼)、克仑特罗(氨哮素)及哌喘定气雾剂吸入;应用茶碱类药物,松弛支气管平滑肌作用,并具有强心、利尿、扩张冠状动脉作用,如氨茶碱、二羟丙茶碱(喘定)、茶碱缓释片。急重症者静脉用药,注意须充分稀释后缓慢注射,以减少不良反应。

2.抗胆碱能药物

抗胆碱能药物可抑制分布于气道平滑肌的迷走神经释放乙酰胆碱,使平滑肌松弛,并防止吸入刺激物引起反射性支气管痉挛,尤其适用于夜间哮喘及痰多哮喘。如东莨菪碱、阿托品、山莨菪碱、异丙托溴铵等。

3.抗感染药物

肾上腺糖皮质激素如泼尼松,是目前治疗哮喘最有效的抗感染药物。也可选用炎性细胞稳定药,如色甘酸钠气雾剂,能稳定肥大细胞膜,降低炎性反应。

4.钙拮抗药

常用硝苯地平,主要通过阻止钙离子进入肥大细胞,抑制生物活性物质释放,缓解支气管痉挛。

5.控制感染

常用青霉素、氨苄西林、庆大霉素、头孢菌素等。

(三)预防复发

(1)避免接触变应原和刺激物,经常参加体育锻炼,增强体质,预防感冒。

(2)发作期病情缓解后,应继续吸入维持量肾上腺糖皮质激素至少 3～6 个月。

(3)色甘酸钠雾化吸入、酮替芬口服有抗过敏作用,对外源性哮喘有一定预防作用。

六、护理评估

(一)健康史

注意了解患者饮食起居情况、生活习惯、家庭和工作环境;有无饲养动物,接触动物皮毛或长期吸烟、酗酒;在工作中是否接触刺激性气体、化学物质、工业粉尘及吸入花粉、香料、尘螨等致敏原;有无鱼、虾、蛋类食物及青霉素、阿司匹林、磺胺类等药物摄入或过敏史;哮喘发作前有无先兆症状,如干咳、打喷嚏、流涕;哮喘发作时有无气温剧变、剧烈运动、情绪激动或食入过冷食物等诱因的存在。

(二)身体状况

哮喘发作时,注意观察生命体征变化,有无呼吸困难、发绀、端坐呼吸;胸部检查有无肺气肿体征及双肺哮鸣音、湿性啰音;若出现脉搏细速、血压下降,并伴有嗜睡、昏睡等意识障碍,提示有呼吸衰竭的可能。

(三)心理-社会因素

哮喘反复发作或发作时出现呼吸困难、濒死感,易导致患者精神紧张、烦躁,甚至恐惧,而不良的情绪常会诱发或加重哮喘发作。注意发作时患者的精神情状况,有无焦虑、恐惧、烦躁不安或濒死感,了解患者家属对疾病的认识和对患者的关心程度。

(四)辅助检查

血液常规检查,嗜酸性粒细胞是否增高,血液白细胞总数及中性粒细胞有无变化;血气分析、胸部 X 线检查、肺功能检查有无异常变化;血清 IgE 是否增高。

七、护理诊断及合作性问题

(1)低效性呼吸型态与支气管平滑肌痉挛、气道炎症、阻塞和气道高反应性有关。

(2)清理呼吸道无效与支气管平滑肌痉挛、痰液黏稠、无效咳嗽、疲乏无力有关。

(3)焦虑与哮喘发作时呼吸困难、濒死感及反复发作有关。

(4)潜在并发症:自发性气胸、肺气肿、支气管扩张、肺源性心脏病。

八、护理目标

(1)呼吸型态恢复正常,呼吸困难缓解,能平卧。

(2)能进行有效咳嗽,排痰顺利。

(3)焦虑减轻或消失,情绪稳定。

(4)及时发现并发症,并发症状减轻或消失。

九、护理措施

(一)一般护理

(1)保持病室适宜的温湿度、注意室内空气流通,室内不放置花草,不用羽毛枕头、羊毛毯,避免接触一切可疑的变应原;晨间护理时应防止尘土飞扬,床单位采用湿式打扫,以免患者吸入尘埃而诱发或加重哮喘。

(2)协助患者采取合适的体位,可取半卧位或坐位,并较舒适地伏在床旁小桌上休息,以减轻体力消耗,采用背部按摩的办法使患者感觉通气轻松。

(3)给予营养丰富、高维生素的流质或半流质,少食油腻食物,忌食易过敏的食物,如鱼、虾、蛋等;对有明显体液不足、痰液黏稠的患者鼓励其多饮水,或遵医嘱给予静脉补液。

(二)给氧

急性期遵医嘱给予氧气吸入,给宜采用鼻导管低流量氧气吸入,吸氧时应注意呼吸道湿化、保暖和气道通畅,避免引起气道干燥痉挛。必要时给予人工呼吸机辅助呼吸,缓解患者呼吸困难,改善肺通气,维持正常呼吸功能。

(三)用药护理

遵医嘱使用支气管舒张药、肾上腺糖皮质激素和抗生素等药物,并注意观察疗效和不良反应。

(1)重度哮喘患者使用氨茶碱静脉治疗时,首次剂量为 $4\sim6g/kg$,一定要稀释后缓慢推注,注射时间应超过 10min,以免引起恶心、呕吐、头痛、失眠、心律失常、血压骤降或猝死。

(2)正确使用肾上腺糖皮质激素类气雾剂,如吸入丙酸倍氯米松的正确方法是:喷雾与吸气同步、吸入后屏气数秒钟,吸药后应立即漱口、洗脸,以防口咽部真菌感染。

(3)输液是纠正失水、稀释痰液的重要措施,补液速度以每分钟 $40\sim50$ 滴为宜,避免单位时间内输入过多液体诱发心功能不全。

(四)病情观察

哮喘常在夜间发作,夜班护士应加强巡视与观察。

(1)密切观察患者呼吸的频率、深度、类型、呼吸困难程度及意识状态。对重度哮喘患者应专人护理,每隔 10~20min 监测血压、脉搏、呼吸 1 次。

(2)注意痰液的颜色、量及黏稠度,咳嗽的能力和方法,如出现嗜睡或意识障碍,常提示并发呼吸衰竭的可能。

(3)监测实验室检查结果,观察有无电解质紊乱。

(五)对症护理

对咳嗽,痰液黏稠不易咳出者,可用蒸馏水或生理盐水加抗生素(庆大霉素)和湿化痰液的药物(α-糜蛋白酶)雾化吸入,以湿化呼吸道,促进排痰。哮喘患者不宜用超声雾化吸入,因颗粒过小,较多的雾滴易进入肺泡或过饱和的雾液进入支气管作为异物刺激,引起支气管痉挛导致哮喘症状加重。

(六)心理护理

对患者出现的紧张、烦躁、恐惧心理表示理解和同情,尽量守护在患者床旁,体贴安慰患者,提供良好的心理支持,使其产生信任和安全感。通过暗示、诱导方法分散患者的注意力,使患者身心放松,情绪稳定,有利于症状缓解。

十、护理评价

(1)呼吸困难是否缓解。

(2)能否进行有效的咳嗽、排痰。

(3)焦虑是否减轻或消失,情绪是否稳定。

(4)能否及时发现并发症,经治疗护理并发症有无减轻或消失。

十一、健康指导

(一)树立信心、控制哮喘

向患者介绍哮喘的基本知识和自我管理的技巧,提高患者对疾病的正确认识,增强战胜疾病的信心。使患者及其家属了解哮喘的诱因、控制发作及治疗的方法。了解哮喘病虽不能彻底治愈,但可以完全控制,减少发作。

(二)调整环境、避免接触变应原和刺激因素

室内空气宜新鲜,防止吸入花粉、烟尘、异味气体等,必要时采用脱敏疗法。对日常生活中存在的诱发因素,如情绪紧张、温度突变、煤气、油烟、室内地毯、油漆、家庭中饲养的宠物等均应尽量避免。

(三)改善饮食、增强体质及预防感染

指导患者建立良好的生活方式和生活习惯,摄入营养丰富的清淡饮食,戒烟、戒酒,避免暴饮暴食,不宜摄入能诱发哮喘的食物,如鱼虾、胡椒、生姜等。鼓励患者多饮水,有计划地进行体育锻炼和耐寒锻炼,增强体质,预防上呼吸道感染。

(四)保持有规律的生活和乐观情绪

向患者说明发病与精神因素和生活压力的关系,避免身心过劳。

（五）重视自我护理

指导患者做缓慢的深呼吸，学会在急性发作时及时、正确的药物吸入技术。嘱患者随身携带止喘气雾剂，出现哮喘发作先兆时，立即吸入并保持平静，以减轻哮喘的发作。

第三节　支气管扩张

支气管扩张是指因支气管及其周围肺组织的慢性炎症使管壁受损，导致支气管管腔扩张和变形的一种慢性化脓性炎症。临床特点是慢性咳嗽、大量脓痰和反复咯血。随着人民生活的改善，麻疹、百日咳疫苗的预防接种和抗生素的应用，本病的发病率已经明显下降。本病的基本病因是支气管－肺组织感染和支气管阻塞，其中婴幼儿期支气管－肺组织感染是最常见的病因。另外，支气管结核、肿瘤及异物引起管腔狭窄及阻塞，也是导致支气管扩张的原因之一。治疗原则是控制感染，促进痰液的引流。必要时，行手术治疗。

一、护理评估

（一）健康史

询问患者幼儿期有无麻疹、百日咳、支气管肺炎迁延不愈的病史和呼吸道感染反复发作史；有无肺结核、慢性肺脓肿病史；有无肿瘤、异物、肿大淋巴结阻塞或压迫支气管病史；肺有无囊性纤维化、遗传性 α_1-抗胰蛋白酶缺乏症、先天性免疫缺陷病等病史。

（二）身体状况

1.症状

（1）慢性咳嗽、大量脓痰：咳嗽多为阵发性，与体位变化有关。晨起及晚间躺下时，咳嗽和咳痰增多。急性感染发作时，每天痰量可达数百毫升，将痰放置数小时后分 3 层：上层为泡沫黏液，中层为浆液，下层为脓性物和坏死组织。若合并厌氧菌感染，则痰及呼气时具有臭味。

（2）反复咯血：50％～70％的患者有不同程度的反复咯血，咯血量与病情严重程度、病变范围不完全一致，可由痰中带血到大咯血。少数患者平时无明显咳嗽、咳痰，而以咯血为唯一的症状，一般情况较好，临床称此类型为"干性支气管扩张"，其病变多位于引流良好的上叶支气管，常见于结核性支气管扩张。

（3）反复肺部感染：同一肺段反复发生感染并迁延不愈。

（4）慢性感染中毒症状：反复感染，可出现发热、乏力、食欲匮乏、消瘦和贫血等，影响儿童生长发育。

2.体征

早期或病变轻者，可无异常发现；病变严重或有继发感染者，常在病变部位，尤其在下胸、背部可闻及固定而持久的局限性湿啰音，有时可闻及哮鸣音。长期反复感染多伴有营养不良和肺功能障碍，并可见发绀和杵状指（趾）。

（三）心理－社会因素

由于疾病迁延不愈，患者极易产生悲观、焦虑心理；咯血时，自我感到生命受到威胁，会出现紧张，甚至极度恐惧心理。

(四)辅助检查

1.影像学检查

典型的 X 线表现为轨道征和卷发样阴影。感染时,阴影内出现液平面。胸部 CT 检查,显示管壁增厚的柱状扩张或成串、成簇的囊状改变。支气管造影可明确病变部位、性质、范围和程度,为手术治疗提供依据。高分辨 CT 已基本取代支气管造影。

2.纤维支气管镜检查

有助于发现患者出血的部位,鉴别腔内的异物、肿瘤或其他支气管阻塞的原因。

二、护理诊断及合作性问题

(1)清理呼吸道无效与痰多黏稠、无效咳嗽、咳嗽无力有关。

(2)有窒息的危险与痰多、痰液黏稠、大咯血而不能及时排出有关。

(3)营养失调:低于机体需要量,与反复感染导致机体消耗增加有关。

三、护理目标

咳嗽咳痰减轻或消失;患者能摄入足够营养,体重增加;无窒息等并发症。

四、护理措施

(一)一般护理

1.休息

急性感染或咯血时,应卧床休息;大咯血时,需绝对卧床,取患侧卧位;室内保持空气流通,温度、湿度适宜。

2.饮食护理

提供高热量、高蛋白和高维生素饮食,发热患者给予高热量流质或半流质饮食,避免刺激性饮食。鼓励患者多饮水,每天 1500mL 以上,稀释痰液。保持口腔清洁,咳嗽后及进食前后,用清水或漱口液漱口,以减少感染,并增进食欲。

(二)心理护理

护理人员应以亲切的态度,多与患者交谈,介绍支气管扩张反复发作的原因及治疗进展,以帮助患者树立战胜疾病的信心,缓解其焦虑不安的情绪。咯血时,医护人员应陪伴及安慰患者,保持其情绪稳定。

(三)病情观察

观察咳嗽、咳痰及痰量、颜色、气味以及与体位的关系,记录 24h 痰量;定期测量生命体征,记录咯血量。严重者,密切观察有无窒息先兆及窒息的发生,及时报告医师,并配合抢救。

(四)对症护理

1.注意排痰及体位引流

指导患者有效咳嗽及正确排痰的方法,对痰量多或痰液黏稠者,需进行体位引流(见体位引流的护理)。

2.咯血的护理

(1)休息:少量咯血,宜静卧休息;大量咯血,应绝对卧床休息;协助患者取患侧卧位,有利于健侧通气,对肺结核患者而言还可防止病灶向健侧扩散。

(2)饮食护理:大量咯血者暂禁食,小量咯血者给少量温凉流质饮食,避免饮用浓茶、咖啡、酒等刺激性饮料。多饮水,多食富含纤维素的饮食,以保持大便通畅。

(3)当发现患者大咯血时,护士应守护在床旁,使患者有安全感。解释咯血的原因,安慰患者,说明情绪放松有利于止血,屏气非但无助于止血,且会诱发喉头痉挛,使血液引流不畅而发生窒息。密切观察患者咯血的量、次数,监测血压、脉搏、呼吸、心率、神志等变化,一旦发现窒息征兆,立即报告医师,并协助抢救。

(4)遵医嘱使用加压素(别名:垂体后叶激素),宜缓慢静脉推注或静脉滴注。用药过程中和用药后需注意观察患者有无恶心、便意、心悸、腹痛等不良反应。高血压、冠心病、心力衰竭、妊娠者慎用或禁用。对烦躁不安者常应用地西泮 5～10mg 肌内注射或 10% 水合氯醛 10mL,保留灌肠,但禁用吗啡、哌替啶。大咯血伴剧烈咳嗽时,常用小剂量止咳剂,年老体弱、肺功能不全者慎用。

(5)发现窒息先兆或窒息者,立即置患者于头低足高 45°俯卧,脸侧向一边,轻拍背部。用手指缠上纱布将咽喉、鼻腔内血凝块清除。若效果不明显,用鼻导管接吸引器置入气管内抽吸,以清除呼吸道内积血。否则,行气管置管或气管镜直视下吸取血块。气管血块清除后,若患者自主呼吸未恢复,应行人工呼吸,给高流量吸氧,遵医嘱应用呼吸中枢兴奋剂,监测血气分析和凝血机制,密切观察病情,警惕窒息的再次发生。

(6)积极防治原发病,避免精神因素的刺激、发怒、兴奋、恐惧、活动过度和受凉等诱因,保持情绪稳定,配合治疗。给予高蛋白、高热量、高维生素和易消化饮食,保持大便通畅。学会自我监测病情,定期随访。

(五)用药护理

遵医嘱使用抗生素、祛痰剂、支气管舒张剂和止血药,掌握药物剂量和用法,观察药物疗效及不良反应。

五、健康指导

(一)疾病知识介绍

向患者及其家属介绍疾病发生、发展、治疗和护理等知识,说明防治百日咳、麻疹、支气管肺炎、肺结核等呼吸道感染的重要性,及时清除上呼吸道慢性感染灶(如龋齿、扁桃体炎、鼻窦炎);避免受凉,预防感冒。戒烟,减少刺激性气体的吸入。

(二)保健知识指导

注意口腔卫生,可用复方硼砂溶液漱口,每天数次。痰液需经灭菌处理,痰具用消毒液浸泡或煮沸消毒。学会自我监测病情,掌握有效咳嗽、胸部叩击、雾化吸入和体位引流的方法。让患者了解抗生素的作用、用法和不良反应。

(三)给予生活指导

生活起居要有规律,注意劳逸结合,强调营养补充对机体康复的重要性,使患者能主动摄入必需的营养素,每天总热量以 12552kJ(3000kcal)为宜,以增强机体的抗病能力。鼓励患者参加体育锻炼,增强体质。

六、体位引流的护理

体位引流是将患者安置适当体位,利用地心引力引流,特别需要引流的肺段,同时借咳嗽或抽吸技术来清除分泌物。

(一)适应证

(1)慢性支气管炎、支气管扩张、肺脓肿等有大量痰液而排出不畅者。

(2)支气管碘油造影术前和术后。

(二)禁忌证

(1)呼吸功能不全,有明显呼吸困难和发绀者。

(2)近1~2周曾有大咯血史者。

(3)严重心血管疾病、高龄患者不能耐受者。

(三)操作前准备

1.患者准备

向患者解释体位引流的目的、操作过程和注意事项。了解有无适应证和禁忌证。协助患者进行胸部 X 线检查,明确病变位置。

2.环境准备

安静、整洁、空气清新,温度、湿度适宜。

3.用物准备

靠背架、小饭桌、纱布、痰杯、漱口水、吸引器及复苏设备。

(四)操作方法及护理配合

1.安置体位

使病肺处于高处,引流支气管开口向下。

2.指导有效引流

指导患者做有效咳嗽。无力咳痰时,辅以背部叩击等措施;对痰液黏稠者,引流前 15min 先遵医嘱用生理盐水超声雾化吸入或用祛痰剂如氯化铵、溴己新等稀释痰液,提高引流效果;引流时间可从每次 5~10min 逐渐延长到每次 15~30min,每天 2~3 次;观察患者反应,如有面色苍白、发绀、心悸、出汗、呼吸困难和咯血等异常表现,应立即停止引流。

(五)操作后护理

1.一般护理

安置患者休息,给予清水或漱口液漱口。

2.病情观察

记录排出的痰量及性质;必要时送检;复查生命体征、肺部体征,观察引流效果。

(六)注意事项

(1)引流宜在餐前 1 小时进行,因饭后易致呕吐。

(2)引流的体位不宜刻板执行,应采用患者能够接受而又易于排痰的体位。

第四节　慢性支气管炎、阻塞性肺气肿

慢性支气管炎(以下简称慢支)是指气管、支气管黏膜及其周围组织的慢性、非特异性炎症。临床上以咳嗽、咳痰或伴喘息、反复发作的慢性过程为特征。病因尚不清楚,可能与吸烟、职业性粉尘和化学物质、空气污染、感染（病毒和细菌感染）、气候突变等因素有关。急性发作期，临床上常给予抗感染、止咳、祛痰、平喘等处理。病情进展缓慢，反复发作，迁延不愈，常并发阻塞性肺气肿。

阻塞性肺气肿（以下简称肺气肿）是指终末细支气管远端管腔出现持久的扩张、充气，并伴有肺泡壁和细支气管的破坏，而无明显的肺纤维化的病理状态。临床上表现为在原有咳嗽、咳痰等症状的基础上，出现逐渐加重的呼吸困难及肺气肿体征。在我国，慢支是形成阻塞性肺气肿的最主要原因。急性加重期的治疗，以控制感染、止咳、祛痰、解痉、平喘为主；稳定期的治疗，为增强体质、加强个人卫生和避免外界刺激因素，进行呼吸、耐寒锻炼，坚持长期家庭氧疗等措施。

一、护理评估

（一）健康史

询问患者有无吸烟史和慢性咳嗽、咳痰史；发病是否与寒冷气候变化、职业性质和工作环境中接触职业粉尘和化学物质有关；有无反复的感染史；有无大气污染、变态反应因素的慢性刺激。是否有呼吸困难和呼吸困难的程度如何。

（二）身体状况

1.症状

多为缓慢起病，病程较长，反复急性发作而加重。

（1）慢性咳嗽、咳痰：晨间起床时，咳嗽明显，白天较轻；睡眠时，有阵咳或排痰。一般为白色黏液或浆液性泡沫痰。细菌感染急性发作时，痰量增多，可有黄色或黄绿色黏液脓性痰。咳嗽剧烈时，可痰中带血。

（2）喘息或呼吸困难：病情迁延时，在咳嗽、咳痰的基础上，可出现逐渐加重的呼吸困难。开始仅在上楼或登山时有气短，随着病情发展逐渐加重，在平地活动甚至休息时，也感觉气短（气短是 COPD 的标志性症状）。重度患者或急性发作时，喘息或呼吸困难明显加重。

2.体征

慢性支气管炎患者可闻及干啰音或少量湿啰音。有喘息症状者，可在小范围内出现轻度哮鸣音。肺气肿早期，体征不明显，随疾病进展出现桶状胸，双肺呼吸活动减弱。触诊语颤减弱；叩诊呈过清音，心浊音界缩小或不易叩出，肺下界下降；听诊心音遥远、双侧呼吸音减弱、呼气延长。并发感染时，可闻及湿啰音。

3.分期

按病程分为急性加重期和稳定期。急性加重期是指在短期内咳嗽、咳痰、气短和（或）喘息加重、脓痰量增多，可伴发热等症状；稳定期是指咳嗽、咳痰、气短等症状稳定或轻微。

4.并发症

患者可并发慢性呼吸衰竭、自发性气胸和慢性肺源性心脏病。

（三）心理－社会因素

由于病程长，疗效差，身体每况愈下，给患者及其家属带来较重的精神负担和经济压力，患者易出现烦躁不安、忧郁、焦虑等心理状态。家属对患者的关爱和支持不足，使患者产生悲观、绝望等心理。

(四)辅助检查

1.实验室检查

细菌感染时,白细胞计数及中性粒细胞计数增加。痰培养可能检出致病菌。

2.胸部 X 线检查

慢支早期可无变化,但随病情发展可出现肺纹理粗乱,双下肺野较明显。肺气肿时,两肺野透亮度增加,肋间隙增宽,膈肌低平,心影呈垂直状。

3.肺功能检查

肺功能检查是判断气流受限的主要客观指标。肺气肿呼吸功能检查示残气量增加,余气量(RV)占肺总量的百分比增大,超过 40%;最大通气量低于预计值的 80%;第 1 秒时间肺活量常低于 60%。

4.动脉血气分析

早期无异常,随病情进展可出现低氧血症、高碳酸血症酸碱失衡等。

二、护理诊断及合作性问题

(1)清理呼吸道无效与分泌物增多、痰液黏稠和无效咳嗽有关。

(2)气体交换受损与气道阻塞、通气不足、有效呼吸面积减少有关。

(3)活动无耐力与外周组织氧供与氧耗失衡有关。

(4)有感染的危险与清理呼吸道不足、机体抵抗力低下、长期应用抗生素而使菌群失调,导致二重感染等因素有关。

三、护理目标

患者能掌握有效的咳嗽、排痰技巧;痰液能咳出,咳嗽缓解;喘息减轻,呼吸平稳;活动耐力增加,病情稳定,复发减少。

四、护理措施

(一)一般护理

1.休息与活动

早期视病情安排适当的活动量,以不引起疲劳、不加重症状为宜;发热、咳喘时,应卧床休息。晚期患者体位宜采取半卧位或前倾坐位。

2.饮食护理

给予高热量、高蛋白、高维生素和易消化饮食。多饮水,少食高糖饮食,以减少痰黏稠,但餐前和进餐时,应避免饮水过多。否则,可过早诱发饱胀感。避免进食产气的食物,如汽水、啤酒、豆类、马铃薯,以防止腹胀影响膈肌运动。餐前,至少休息 30min。每天正餐应安排在患者最饥饿、休息最好的时间。

(二)心理护理

耐心向患者解释疾病过程,消除其紧张和焦虑情绪,并向患者讲解焦虑对疾病的影响,鼓励其树立战胜疾病的信心。多与患者沟通,了解患者及其家属对疾病的态度,培养患者的生活情趣,指导患者参加适当的社交活动,如参与病友的活动、看书、看报、聊天、听音乐等,以分散注意力,减轻焦虑。

（三）病情观察

观察患者咳嗽、咳痰情况；痰的性状、量、颜色和气味；呼吸频率、节律、幅度及其变化的特点；患者的营养状况、肺部体征；监测动脉血气分析、肺功能检查；观察有无并发症，如慢性呼吸衰竭、自发性气胸等的发生。

（四）对症护理

1.咳嗽、咳痰的护理

鼓励并指导有效的咳嗽，协助翻身、拍背，必要时用负压吸引器吸痰，保持呼吸道通畅；嘱患者多饮温开水，以湿润气道；遵医嘱给予雾化吸入。

2.氧疗的护理

呼吸困难伴低氧血症者，遵医嘱给予氧疗。一般采用鼻导管持续吸氧，氧流量 1～2L/min。因气道阻塞导致慢性呼吸衰竭者，提倡长期家庭氧疗法（LTOT），即每天吸入低浓度氧 15h 以上，并持续较长时间使 $PaO_2 > 8.0kPa(60mmHg)$，或 SaO_2 升至 90%。睡眠时间不可间断。

（五）用药护理

遵医嘱应用抗生素、止咳、祛痰等药物，注意药物疗效及不良反应。

五、健康教育

（一）疾病知识宣传

向患者及其家属解释本病的发生、发展过程及诱发疾病加重的因素，嘱患者注意防寒、保暖，防治感冒等各种呼吸道感染；说明戒烟是防治本病简单易行的重要举措。加强劳动防护，改善环境卫生，避免烟雾、粉尘和刺激性气体对呼吸道的影响。

（二）健康锻炼指导和训练

指导稳定期患者进行腹式呼吸和缩唇呼吸锻炼，以加强膈肌运动，提高通气量，减少氧耗量，改善呼吸功能。

1.腹式呼吸锻炼

患者可取立位、半卧位或平卧位，两手平放于前胸部和上腹部。用鼻缓慢吸气时，尽力挺腹，胸部不动；呼气时，用口呼出，同时腹肌收缩，膈肌松弛，膈肌随腹内压增加而上抬，推动肺部气体排出。每分钟呼吸 7～8 次，如此反复训练 10～20min，每天 2 次。熟练后，逐渐增加次数和时间。

2.缩唇呼气锻炼

用鼻吸气，用口呼气。呼气时，口唇缩拢似吹口哨状，持续缓慢呼气，同时收缩腹部；吸气与呼气时间比为 1：2 或 1：3，缩唇大小程度与呼气流量，以能使距口唇 15～20cm 处，与口唇等高水平的蜡烛火焰随气流倾斜而不熄灭为宜。

3.全身运动锻炼

采用与日常生活密切相关的医疗体育锻炼形式，如行走、慢跑、登梯、太极拳、家庭劳动等，锻炼时速度、距离，根据患者自觉呼吸困难和心悸程度，结合呼吸频率、心率等资料决定。每天锻炼 3～4 次。

(三)家庭氧疗

对实施家庭氧疗的患者,指导患者及其家属做到以下几点。

(1)了解氧疗的目的、必要性及注意事项,注意安全,吸氧导管每天须更换,氧疗设备定期检查、清洁、消毒和更换。

(2)告诉其家庭氧疗方法。

(3)观察氧疗有效的指标:呼吸困难减轻,呼吸减慢,心率减慢,发绀减轻,活动耐力增加。

(四)生活指导

适当休息,保证足够的营养,以积极的心态对待疾病,劝告患者在发病季节前应用气管炎菌苗、酪蛋白等增强免疫功能。定期门诊复查,如呼吸道感染症状加重时,应立即来医院就诊。

第二章 消化系统疾病的护理

第一节 反流性食管炎

反流性食管炎(reflux esophagitis,RE)是指胃、十二指肠内容物反流入食管所引起的食管黏膜炎症、糜烂、溃疡和纤维化等病变,甚至引起咽喉、气道等食管以外的组织损害。其发病男性多于女性,男女比例为(2～3):1,发病率为1.92%。随着年龄的增长,食管下段括约肌收缩力的下降,胃、十二指肠内容物自发性反流,而使老年人反流性食管炎的发病率有所增加。

一、病因与发病机制

(一)抗反流屏障削弱

食管下括约肌是指食管末端3～4cm长的环形肌束。正常人静息时压力为10～30mmHg(1.3～4.0kPa),为一高压带,防止胃内容物反流入食管。由于年龄的增长,机体老化导致食管下括约肌的收缩力下降引起食物反流。一过性食管下括约肌松弛也是反流性食管炎的主要发病机制。

(二)食管清除作用减弱

正常情况下,一旦发生食物的反流,大部分反流物通过1～2次食管自发和继发性的蠕动性收缩将食管内容物排入胃内,即容量清除,剩余的部分则由唾液缓慢地中和。老年人食管蠕动缓慢和唾液产生减少,影响了食管的清除作用。

(三)食管黏膜屏障作用下降

反流物进入食管后,可以凭借食管上皮表面黏液、不移动水层和表面 HCO_3^-、复层鳞状上皮等构成上皮屏障,以及黏膜下丰富的血液供应构成的后上皮屏障,发挥其抗反流物对食管黏膜损伤的作用。随着机体老化,食管黏膜逐渐萎缩,黏膜屏障作用下降。

二、护理评估

(一)健康史

询问患者的饮食结构及习惯、有无长期服用药物史。

(二)身体评估

1.反流症状

反酸、反食、反胃(指胃内容物在无恶心和不用力的情况下涌入口腔)、嗳气等,多在餐后明显或加重,平卧或躯体前屈时易出现。

2.反流物引起的刺激症状

胸骨后或剑突下烧灼感、胸痛、吞咽困难等。常由胸骨下段向上伸延,常在餐后1h出现,平卧、弯腰或腹压增高时可加重。反流物刺激食管痉挛导致胸痛,常发生在胸骨后或剑突下。严重时可为剧烈刺痛,可放射到后背、胸部、肩部、颈部、耳后,有的酷似心绞痛的特点。

3.其他症状

咽部不适,有异物感、棉团感或堵塞感,可能与酸反流引起食管上段括约肌压力升高有关。

4.并发症

(1)上消化道出血:因食管黏膜炎症、糜烂及溃疡可以导致上消化道出血。

(2)食管狭窄:食管炎反复发作致使纤维组织增生,最终导致瘢痕性狭窄。

(3)Barrett 食管:在食管黏膜的修复过程中,食管—贲门交界处 2cm 以上的食管鳞状上皮被特殊的柱状上皮取代,称之为 Barrett 食管。Barrett 食管发生溃疡时,又称 Barrett 溃疡。Barrett 食管是食管癌的主要癌前病变,其腺癌的发生率较正常人高 30~50 倍。

(三)辅助检查

1.内镜检查

内镜检查是反流性食管炎最准确、最可靠的诊断方法,能判断其严重程度和有无并发症,结合活检可与其他疾病相鉴别。

2.24h 食管 pH 值监测

应用便携式 pH 值记录仪在生理状态下对患者进行 24h 食管 pH 值连续监测,可提供食管是否存在过度酸反流的客观依据。在进行该项检查前 3d,应停用抑酸药与促胃肠动力的药物。

3.食管吞钡 X 线检查

对不愿意接受或不能耐受内镜检查者行该检查。严重患者可发现阳性 X 线征。

(四)心理—社会因素

反流性食管炎长期持续存在,病情反复、病程迁延,因此患者会出现食欲减退,体重下降,导致患者心情烦躁、焦虑;合并消化道出血时会使患者紧张、恐惧。应注意评估患者的情绪状态及对本病的认知程度。

三、常见护理诊断及问题

(一)疼痛:胸痛

胸痛与胃食管黏膜炎性病变有关。

(二)营养失调:低于机体需要量

低于机体需要量与害怕进食、消化吸收不良等有关。

(三)有体液不足的危险

体液不足与合并消化道出血引起活动性体液丢失、呕吐及液体摄入量不足有关。

(四)焦虑

焦虑与病情反复、病程迁延有关。

(五)知识缺乏

缺乏对反流性食管炎病因和预防知识的了解。

四、诊断要点与治疗原则

(一)诊断要点

临床上有明显的反流症状,内镜下有反流性食管炎的表现,食管过度酸反流的客观依据即可做出诊断。

(二)治疗原则

以药物治疗为主,对药物治疗无效或发生并发症者可做手术治疗。

1.药物治疗

目前多主张采用递减法,即开始使用质子泵抑制剂加促胃肠动力药,迅速控制症状,待症状控制后再减量维持。

(1)促胃肠动力药:目前主要常用的药物是西沙必利。常用量为每次 5~15mg,每天 3~4次,疗程 8~12 周。

(2)抑酸药。①H_2受体拮抗剂(H_2RA):西咪替丁 400mg、雷尼替丁 150mg、法莫替丁 20mg,每天 2 次,疗程 8~12 周。②质子泵抑制剂(PPI):奥美拉唑 20mg、兰索拉唑 30mg、泮托拉唑 40mg、雷贝拉唑 10mg 和埃索美拉唑 20mg,每天 1 次,4~8 周。③抗酸药:仅用于症状轻、间歇发作的患者作为临时缓解症状用。反流性食管炎有并发症或停药后很快复发者,需要长期维持治疗。H_2RA、西沙必利、PPI 均可用于维持治疗,其中以 PPI 效果最好。维持治疗的剂量因患者而异,以调整至患者无症状的最低剂量为合适剂量。

2.手术治疗

手术为不同术式的胃底折叠术。手术指征为:①严格内科治疗无效。②虽经内科治疗有效,但患者不能忍受长期服药。③经反复扩张治疗后仍反复发作的食管狭窄。④确证由反流性食管炎引起的严重呼吸道疾病。

3.并发症的治疗

(1)食管狭窄:大部分狭窄可行内镜下食管扩张术治疗。扩张后予以长程 PPI 维持治疗可防止狭窄复发。少数严重瘢痕性狭窄需行手术切除。

(2)Barrett 食管:药物治疗是预防 Barrett 食管发生和发展的重要措施,必须使用 PPI 治疗及长期维持。

五、护理措施

(一)一般护理

为减少平卧时及夜间反流可将床头抬高 15~20cm。避免睡前 2h 内进食,白天进餐后亦不宜立即卧床。应避免食用使食管下括约肌压力降低的食物和药物,如高脂肪、巧克力、咖啡、浓茶及硝酸甘油、钙拮抗剂等。应戒烟及禁酒。减少一切影响腹压增高的因素,如肥胖、便秘、紧束腰带等。

(二)用药护理

遵医嘱给予药物治疗,注意观察药物的疗效及不良反应。

1.H_2受体拮抗剂

药物应在餐中或餐后即刻服用,若需同时服用抗酸药,则两药应间隔 1h 以上。若静脉给药应注意控制速度,过快可引起低血压和心律失常。西咪替丁对雄性激素受体有亲和力,可导致男性乳腺发育、阳痿以及性功能紊乱,应做好解释工作。该药物主要通过肾排泄,用药期间应监测肾功能。

2.质子泵抑制剂

奥美拉唑可引起头晕,应嘱患者用药期间避免开车或做其他必须高度集中注意力的工作。

兰索拉唑的不良反应包括荨麻疹、皮疹、瘙痒、头痛、口苦、肝功能异常等,轻度不良反应不影响继续用药,较严重时应及时停药。泮托拉唑的不良反应较少,偶可引起头痛和腹泻。

3.抗酸药

该药在饭后 1h 和睡前服用。服用片剂时应嚼服,乳剂给药前应充分摇匀。抗酸剂应避免与奶制品、酸性饮料及食物同时服用。

(三)饮食护理

(1)指导患者有规律地定时进餐,饮食不宜过饱,选择营养丰富,易消化的食物。避免摄入过咸、过甜、过辣的刺激性食物。

(2)制订饮食计划:与患者共同制订饮食计划,指导患者及其家属改进烹饪技巧,增加食物的色、香、味,刺激患者食欲。

(3)观察并记录患者每天进餐次数、量、种类,以了解其摄入营养素的情况。

六、健康指导

(一)疾病知识的指导

向患者及其家属介绍本病的有关病因,避免诱发因素。保持良好的心理状态,平时生活要有规律,合理安排工作和休息时间,注意劳逸结合,积极配合治疗。

(二)饮食指导

指导患者加强饮食卫生和饮食营养,养成有规律的饮食习惯;避免过冷、过热、辛辣等刺激性食物及浓茶、咖啡等饮料;嗜酒者应戒酒。

(三)用药指导

根据病因及病情进行指导,嘱患者长期维持治疗,介绍药物的不良反应,如有异常及时复诊。

第二节 慢 性 胃 炎

慢性胃炎是由不同原因引起的胃黏膜慢性炎症。病变可局限于胃的一部分(常见于胃窦部),也可累及整个胃部。慢性胃炎一般可分为慢性浅表性胃炎、慢性萎缩性胃炎两大类,前者是慢性胃炎中最常见的一种,占 60%～80%,后者则由于易发生癌变而受到人们的关注。慢性胃炎的发病率随年龄增长而增加。

一、护理要点

合理应用药物,及时对症处理;戒除烟酒嗜好,养成良好的饮食习惯;做好健康指导,保持良好心理状态;重视疾病变化,定期检查随访。

二、护理措施

(1)慢性胃炎的患者应立即解除疲劳的工作状态而加强休息,必要时卧床休息。患者应撇开一切烦恼,保持安详、乐观的人生态度。周围环境应保持清洁、卫生和安静。可以听一点轻音乐,将有助于慢性胃炎的康复。

(2)改变不规律进食、过快进食或暴饮暴食等不良习惯,养成定时、定量规律进食的好习惯。进食宜细嚼慢咽,使食物与唾液充分混合,减少对胃黏膜的刺激。

（3）停止进食过冷、过烫、辛辣、高钠、粗糙的食物。患者最好以细纤维素,易消化的面食为主食。

（4）慢性胃炎的患者必须彻底戒除烟酒,最好也不要饮用浓茶。

（5）停止服用水杨酸类药物。对胃酸减少或缺乏者,可适当喝米醋。

三、用药及注意事项

(一)保护胃黏膜

1.硫糖铝

它能与胃黏膜中的黏蛋白结合,形成一层保护膜,是一种很好的胃黏膜保护药。同时,它还可以促进胃黏膜的新陈代谢。每次 10g,每天 3 次。

2.甘珀酸

能促使胃黏液分泌增加和胃黏膜上皮细胞寿命延长,从而形成保护黏膜的屏障,增强胃黏膜的抵抗力。每次 50～100mg,每天 3 次,对高血压患者不宜应用。

3.胃膜素

为猪胃黏膜中提取的抗胃酸多糖质,遇水变为具有附着力的黏浆,附贴于胃黏膜而起保护作用,并有制酸作用。每次 2～3g,每天 3 次。

4.麦滋林-S 颗粒

此药具有胃黏膜保护功能。每次 0.67g,每天 3 次。

(二)调整胃运动功能

1.甲氧氯普胺

能抑制延脑的催吐化学感受器,有明显的镇吐作用;同时能调整胃窦功能,增强幽门括约肌的张力,防止和减少碱性反流。每次 5～10mg,每天 3 次。

2.多潘立酮

作用较甲氧氯普胺强而不良反应少,且不透过血脑屏障,不会引起锥体外系反应,是目前较理想的促进胃蠕动的药物。每次 10～20mg,每天 3 次。

3.西沙必利(普瑞博斯)

作用类似多潘立酮,但不良反应更小,疗效更好。每次 5mg,每天 3 次。

(三)抗酸或中和胃酸

西咪替丁:它能使基础胃酸分泌减少约 80%,使各种刺激引起的胃酸分泌减少约 70%。每次 200mg,每天 3 次。

(四)促胃酸分泌

1.卡尼汀

能促进胃肠功能,使唾液、胃液、胆液、胰液及肠液等的分泌增加,从而加强消化功能,有利于低酸的恢复。

2.多酶片

每片内含淀粉酶 0.12g、胃蛋白酶 0.04g、胰酶 0.12g,作用也是加强消化功能。每次 2 片,每天 3 次。

(五)抗感染

1.庆大霉素

庆大霉素口服每次 4 万 U,每天 3 次;对于治疗诸如上呼吸道炎症、牙龈炎、鼻炎等慢性炎症,有较快较好的疗效。

2.枸橼酸铋钾片(De—Nol)

枸橼酸铋钾片其主要成分是胶体次枸橼酸铋,具有杀灭幽门螺杆菌的作用。每次 240mg,每天 2 次。服药时间最长不得超过 3 个月,因为久服胶体铋,有引起锥体外系中毒的危险。

3.三联疗法

三联疗法即枸橼酸铋钾片＋甲硝唑＋四环素或阿莫西林,是当前根治幽门螺杆菌的最佳方案,根治率可达 96%。用法为:枸橼酸铋钾片每次 240mg,每天 2 次;甲硝唑每次 0.4g,每天 3 次;四环素每次 500mg,每天 4 次;阿莫西林每次 1.0g,每天 4 次。此方案连服 14 天为 1 个疗程。

四、健康指导

慢性胃炎由于病程较长,治疗进展缓慢,而且可能反复发作,所以患者常有严重焦虑,而焦虑不安、精神紧张又是慢性胃炎病情加重的重要因素之一。如此恶性循环,必将严重影响慢性胃炎的治疗。因此,对患者进行心理疏导治疗,往往能收到良好的效果。告诫患者生活要有规律,保持乐观情绪;饮食应少食、多餐,戒烟酒,以清淡无刺激性易消化为宜;禁用或慎用阿司匹林等可致溃疡的药物;定期复诊,如上腹疼痛节律发生变化或出现呕血、黑便时应立即就医。

第三节　消化性溃疡

消化性溃疡是一种常见的胃肠道疾病,简称溃疡病,通常指发生在胃或十二指肠球部的溃疡,并分别称之为胃溃疡或十二指肠溃疡。事实上,本病可以发生在与酸性胃液相接触的其他胃肠道部位,包括食管下端、胃肠吻合术后的吻合口及其附近的肠袢,以及含有异位胃黏膜的 Meckel 憩室。

消化性溃疡是一组常见病、多发病,人群中患病率高达 5%～10%,严重危害人们的健康。本病可见于任何年龄,以 20～50 岁为多,占 80%,10 岁以下或 60 岁以上者较少。胃溃疡(GU)常见于中年和老年人,男性多于女性,二者之比约为 3∶1。十二指肠球部溃疡(DU)多于胃溃疡,患病率是胃溃疡的 5 倍。

一、病因及发病机制

消化性溃疡病因和发病机制尚不十分明确,学说甚多,归纳起来有 3 个方面:损害因素的作用,即化学性、药物性等因素的直接破坏作用;保护因素的减弱;易感及诱发因素(遗传、性激素、工作负荷等)。目前认为胃溃疡多以保护因素减弱为主,而十二指肠球部溃疡则以损害因素的作用为主。

(一)损害因素作用

1.胃酸及胃蛋白酶分泌异常

31%～46%的 DU 患者胃酸分泌率高于正常高限(正常男性 11.6～60.6mmol/h,女性 8.0～40.1mmol/h)。因胃蛋白酶原随胃酸分泌,故患者中胃蛋白酶原分泌增加的百分比大致与胃酸分泌增加的百分比相同。

多数 GU 患者酸分泌率正常或低于正常,仅少数患者(如卓-艾综合征)酸分泌率高于正常。虽然如此,并不能排除胃酸及胃蛋白酶是某些 GU 的病因。通常认为在胃酸分泌高的溃疡患者中,胃酸和胃蛋白酶是导致发病的重要因素。

基础胃酸分泌增加可由下列因素所致。

(1)胃泌素分泌增加(卓-艾综合征等)。

(2)乙酰胆碱刺激增加(迷走神经功能亢进)。

(3)组织胺刺激增加(系统性肥大细胞病或嗜碱性粒细胞白血病)。

2.药物性因素

阿司匹林、糖皮质激素、非甾体抗感染药等可直接破坏胃黏膜屏障,被认为与消化性溃疡的发病有关。

3.胆汁及胰液反流

胆酸、溶血卵磷脂及胰酶是引起一些消化性溃疡的致病因素,尤其见于某些 GU。这些 GU 患者幽门括约肌功能不全,胆汁和(或)胰酶反流入胃造成胃炎,继发 GU。

胆汁及胰液损伤胃黏膜的机制可能是改变覆盖上皮细胞表面的黏液,损伤胃黏膜屏障,使黏膜更易受胃酸和胃蛋白酶的损害。

(二)保护因素减弱

1.黏膜防护异常

胃黏膜屏障由黏膜上皮细胞顶端的一层脂蛋白膜所组成,使黏膜免受胃内容损伤或在损伤后迅速地修复。黏液的分泌减少或结构异常均能使凝胶层黏液抵抗力减弱。胃黏膜血流减少导致细胞损伤与溃疡。胃黏膜缺血是严重内、外科疾病患者发生急性胃黏膜损伤的直接原因。胃小弯处易发溃疡可能与其侧支血管较少有关。黏膜碳酸氢盐和前列腺素分泌减少亦可使黏膜防御功能降低。

2.胃肠道激素

胃肠道黏膜与胰腺的内分泌细胞分泌多种肽类和胺类胃肠道激素(胰泌素、胆囊收缩素、血管活性肠肽、高血糖素、肠抑胃肽、生长抑素、前列腺素等)。它们具有一定生理作用,主要参与食物消化过程,调节胃酸/胃蛋白酶分泌,并能营养和保护胃肠黏膜,一旦这些激素分泌和调节失衡,即易产生溃疡。

(三)易感及诱发因素

1.遗传倾向

消化性溃疡有相当高的家族发病率。曾有报告约 20%～50%的患者有家族史,而一般人群的发病率仅为 5%～10%。许多临床调查研究表明,DU 患者的血型以 O 型多见,消化性溃疡伴并发症者也以 O 型多见,这与 50%DU 患者和 40%GU 患者不分泌 ABH 血型物质有关。

DU与GU的遗传易感基因不同。提示GU与DU是两种不同的疾病。GU患者的子女患GU风险为一般人群的3倍,而DU患者的子女的风险则并不比一般人群高。曾有报道62%的儿童DU患者有家族史。消化性溃疡的遗传因素还直接表现为某些少见的遗传综合征。

2.性腺激素因素

国内报道消化性溃疡的男女性别比为(3.9～8.5):1,这种差异被认为与性激素作用有关。女性激素对消化道黏膜具有保护作用。生育期妇女罹患消化性溃疡明显少于绝经期后妇女,妊娠期妇女的发病率亦明显低于非妊娠期。现认为女性性腺激素,特别是黄体酮,能阻止溃疡病的发生。

3.心理—社会因素

研究认为,消化性溃疡属于心理生理疾患的范畴,特别是DU与心理社会因素的关系尤为密切。与溃疡病的发生有关的心理社会因素主要有:

(1)长期的精神紧张:不良的工作环境和劳动条件,长期的脑力活动造成的精神疲劳,加之睡眠不足,缺乏应有的休息和调节导致精神过度紧张。

(2)强烈的精神刺激:重大的生活事件,生活情景的突然改变,社会环境的变迁,如丧偶、离婚、自然灾害、战争等造成的心理应激。

(3)不良的情绪反应:指不协调的人际关系,工作生活中的挫折,无所依靠而产生的心理上的"失落感"和愤怒、抑郁、忧虑、沮丧等不良情绪。消化系统是情绪反应的敏感器官系统,所以这些心理社会因素就会在其他一些内外致病因素的综合作用下,促使溃疡病的发生。

4.个性和行为方式

个性特点和行为方式与本病的发生也有一定关系,它既可作为本病的发病基础,又可改变疾病的过程,影响疾病的转归。溃疡病患者的个性和行为方式有以下几个特点。

(1)竞争性强,雄心勃勃。有的人在事业上虽取得了一定成就,但其精神生活往往过于紧张,即使在休息时,也不能取得良好的精神松弛。

(2)独立和依赖之间的矛盾,生活中希望独立,但行动上又不愿吃苦,因循守旧、被动、顺从、缺乏创造性、依赖性强,因而引起心理冲突。

(3)情绪不稳定,遇到刺激,内心情感反应强烈,易产生挫折感。

(4)惯于自我克制。情绪虽易波动,但往往喜怒不形于色,即使在愤怒时,也常常是"怒而不发",情绪反应被阻抑,导致更为强烈的自主神经系统功能紊乱。

(5)其他,性格内向、孤僻、过分关注自己、不好交往、自负、焦虑、易抑郁、事无巨细、刻求井井有条等。

5.吸烟

吸烟与溃疡发病是否有关,尚不明确。但流行病学研究发现溃疡患者中吸烟比例较对照组高;吸烟量与溃疡病流行率呈正相关;吸烟者死于溃疡病者比不吸烟者多;吸烟者的DU较不吸烟者难愈合;吸烟者的DU复发率比不吸烟者高。吸烟与GU的发病关系则不清楚。

6.酒精及咖啡饮料

两者都能刺激胃酸分泌,但缺乏引起胃、十二指肠溃疡的确定依据。

二、症状和体征

(一)疼痛

溃疡疼痛的确切机制尚不明确。较早曾提出胃酸刺激是溃疡疼痛的直接原因。因溃疡疼痛发生于进餐后一段时期,此时胃内胃酸浓度达到最高水平。然而,以酸灌注溃疡病患者却不能诱发疼痛;"酸理论"亦不能解释十二指肠溃疡疼痛。由于溃疡痛与胃内压力的升高同步,故胃壁肌紧张度增高与十二指肠球部痉挛均被认为是溃疡痛的原因。溃疡周围水肿与炎症区域的肌痉挛,或溃疡基底部与胃酸接触可引起持续烧灼样痛。给溃疡病患者服用安慰剂,发现其具有与抗酸剂同样的缓解疼痛疗效,进食在有些患者反而会加重疼痛,因此溃疡疼痛的另一种机制可能与胃、十二指肠运动功能异常有关。

1.疼痛的性质与强度

溃疡痛常为绞痛、针刺样痛、烧灼样痛和钻痛,也可仅为烧灼样感或类似饥饿性胃收缩感以至难与饥饿感相区别。疼痛的程度因人而异,多数呈钝痛,可忍受,无须立即停止工作。老年人感觉迟钝,疼痛往往较轻。少数则剧痛,需使用止痛剂才可缓解。约10%的患者在病程中不觉疼痛,直至出现并发症时才被诊断,故被称为无痛性溃疡。

2.疼痛的部位和放射

无并发症的 GU 的疼痛部位常在剑突下或上腹中线偏左;DU 多在剑突下偏右,范围较局限。疼痛常不放射。一旦发生穿透性溃疡或溃疡穿孔,则疼痛向背部、腹部其他部位,甚至肩部放射。有报道在一些吸烟的溃疡病患者,疼痛可向左下胸放射,类似心绞痛,称为胃心综合征。患者戒烟和溃疡治愈后,左下胸痛即消失。

3.疼痛的节律性

消化性溃疡病中一项最特别的表现是疼痛的出现与消失呈节律性,这与胃的充盈和排空有关。疼痛常与进食有明显关系。GU 疼痛多在餐后 0.5～2h 出现,至下餐前消失,即有"进食→疼痛→舒适"的规律。DU 疼痛多在餐后 3～4h 出现,进食后可缓解,即有"进食→舒适→疼痛"的规律。疼痛还可出现在晚间睡前或半夜痛醒,称为夜间痛。

4.疼痛的周期性

消化性溃疡的疼痛发作可延续数天或数周后自行缓解,称为溃疡痛小周期。每逢深秋至冬春季节交替时疼痛发作,构成溃疡痛的大周期。溃疡病病程的周期性原因不明,可能与机体全身反应,特别是神经系统兴奋性的改变有关,也与气候变化和饮食失调有关。一般饮食不当,情绪波动,气候突变等可加重疼痛;进食、饮牛奶、休息、局部热敷、服制酸药物可缓解疼痛。

(二)胃肠道症状

1.恶心、呕吐

溃疡病的呕吐为胃性呕吐,属反射性呕吐。呕吐前常有恶心且与进食有关。但恶心与呕吐并非是单纯性胃、十二指肠溃疡的症状。消化性溃疡患者发生呕吐很可能伴有胃潴留或与幽门附近溃疡刺激有关。刺激性呕吐于进食后迅速发生,患者在呕吐大量胃内容物后感觉轻松。幽门梗阻胃潴留所致呕吐很可能发生于清晨,呕吐物中含有隔宿的食物,并带有酸馊气味。

2.嗳气与胃灼热

(1)嗳气可见于溃疡病患者,此症状无特殊意义。多见于年轻的 DU 患者,可伴有幽门痉挛。

(2)胃灼热(亦称烧心)是位于心窝部或剑突后的发热感,见于 60%～80% 的溃疡病患者,患者多有高酸分泌。可在消化性溃疡发病之前多年发生。胃灼热与溃疡痛相似,有在饥饿时与夜间发生的特点,且同样具有节律性与周期性。胃灼热发病机制仍有争论,目前多认为是由于反流的酸性胃内容物刺激下段食管的黏膜引起。

3.其他消化系统症状

消化性溃疡患者食欲一般无明显改变,少数有食欲亢进。由于疼痛常与进食有关,往往不敢多食。有些患者因长期疼痛或并发慢性胃、十二指肠炎,胃分泌与运动功能减退,导致食欲减退,这较多见于慢性 GU。有些 DU 患者有周期性唾液分泌增多,可能与迷走神经功能亢进有关。

痉挛性便秘是消化性溃疡常见症状之一,但其原因与溃疡病无关,而与迷走神经功能亢进,严重偏食使纤维食物摄取过少以及药物(铝盐、铋盐、钙盐、抗胆碱能药)的不良反应有关。

(三)全身性症状

除胃肠道症状外,患者可有自主神经功能紊乱的症状,如缓脉、多汗等。久病更易出现焦虑、抑郁和失眠等精神症状。疼痛剧烈影响进食者可有消瘦及贫血。

三、并发症

约 1/3 的消化性溃疡患者病程中出现出血、穿孔或梗阻等并发症。

(一)出血

出血是消化性溃疡最常见的并发症,见于 15%～20% 的 DU 患者和 10%～15% 的 GU 患者。它标志着溃疡病变处于高度活动期。发生出血的危险率与病期长短无关,1/4～1/3 患者发生出血时无溃疡病史。出血多见于寒冷季节。

出血是溃疡腐蚀血管所致。急性出血最常见现象为黑便和呕血。仅 50～75mL 的少量出血即可表现为黑便。GU 患者大量出血时有呕血伴黑便。DU 患者则多为黑便,量多时反流入胃亦可表现为呕血。如大量血流快速通过胃肠道,粪色则为暗红或酱色。大量出血导致急性循环血量下降,出现体位性心动过速、血压脉压减小和直立性低血压,严重者发生休克。

(二)穿孔

溃疡严重,穿破浆膜层可致:十二指肠内容物经过溃疡穿孔进入腹膜腔即游离穿孔;溃疡侵蚀穿透胃、十二指肠壁,但被胰、肝、脾等实质器官所封闭而不形成游离穿孔;溃疡扩展至空腔脏器如胆总管、胰管、胆囊或肠腔形成瘘管。

6%～11% 的 DU 患者和 2%～5% 的 GU 患者发生游离穿孔,甚至以游离穿孔为起病方式。老年男性及服用非类固醇抗感染药者较易发生游离穿孔。十二指肠前壁溃疡容易穿孔,偶有十二指肠后壁溃疡穿孔至小网膜囊引起背痛而非弥散性腹膜炎症。GU 穿孔多位于小弯处。

游离穿孔的特点为突然出现、发展很快,有持续的剧烈疼痛。痛始于上腹部,很快发展为全腹痛,活动可加剧,患者多取仰卧不动的体位。腹部触诊压痛明显,腹肌广泛板样强直。由于体液向腹膜腔内渗出,常有血压降低、心率加快、血液浓缩及白细胞增高,而少有发热。16%的患者血清淀粉酶轻度升高。75%的患者的直立位胸腹部 X 线可见游离气体。经鼻胃管注入400~500mL 空气或碘造影剂后摄片,更易发现穿孔。

有时,游离穿孔的临床表现可不典型:如穿孔很快闭合,腹腔细菌污染很轻,临床症状可很快自动改善;老年或有神经精神障碍者,腹痛及腹部体征不明显,仅表现为原因不明的休克;体液缓慢渗漏入腹膜腔而集积于右结肠旁沟,临床表现似急性阑尾炎。

溃疡穿孔至胰腺者通常有难治性溃疡疼痛。十二指肠后壁穿透者血清淀粉酶及脂酶水平可升高。偶尔,穿孔可引起瘘管,如十二指肠穿孔至胆总管瘘管,胃溃疡穿通至结肠或十二指肠瘘管。穿孔病死率为 5%~15%,而靠近贲门的高位胃溃疡的病死率更高。

(三)幽门梗阻

约5%的 DU 患者和幽门溃疡患者出现幽门梗阻。梗阻由水肿、平滑肌痉挛、纤维化或诸种因素合并所致,梗阻多为溃疡病后期表现。消化性溃疡并发梗阻的病死率为 7%~26%。

由于梗阻使胃排空延缓,患者常出现恶心、呕吐、上腹部饱满、胀气、食欲减退、早饱、畏食和体重明显下降。上腹痛经呕吐后可暂时缓解。呕吐多在进食后1h 或更长时间后出现,吐出量大,为不含胆汁的未消化食物,此种症状可持续数周至数月。体格检查可见血容量不足征象(低血压、心动过速、皮肤黏膜干燥),上腹部蠕动波及胃部振水音。

实验室检查常有血液浓缩、肾前性氮质血症等血容量不足征象及呕吐引起的低钾低氯代谢性碱中毒。若体重丧失明显,可出现低蛋白血症。

(四)癌变

少数 GU 发生癌变,发生率不详。凡 45 岁以上患者,内科积极治疗无效者以及营养状态差、贫血、粪便隐血试验持续阳性者均应做钡餐、纤维胃镜检查及活组织病理检查,以尽早发现癌变。

四、检查

(一)血清胃泌素含量

放免法检测胃泌素可检出卓-艾综合征及其他高胃酸分泌性消化性溃疡。未服过大剂量的抗酸剂、H_2受体拮抗剂或质子泵抑制剂等药者,如空腹血清胃泌素水平＞200pg/mL,应测定胃酸分泌量,以明确是否由于恶性贫血、萎缩性胃炎、胃癌或迷走神经切除等因素胃泌素反馈性增高。血清胃泌素含量及基础酸排量均增加仅见于少数疾病。测定静脉注射胰泌素后的血清胃泌素浓度,有助于确诊诊断不明的卓-艾综合征。

(二)胃酸分泌试验方法

是在透视下将胃管置入胃内,管端位于胃窦,以吸引器吸取胃液,测定每次吸取的胃液量及酸浓度。GU 的酸排量与正常人相似,而 DU 则空腹和夜间均维持较高水平。胃酸分泌幅度在正常人和消化性溃疡患者之间重叠,GU 与 DU 之间亦有重叠,故胃酸分泌检查对溃疡病的定性诊断意义不大。对缺乏胃酸的溃疡病,应疑有癌变;胃酸很高,基础酸排量和最高酸排量明显增高,则提示胃泌素瘤可能。

(三)X 线钡餐检查

X 线钡餐检查是确定诊断的有效方法,尤其对临床表现不典型者。消化性溃疡在 X 线征象上出现形态和功能的改变,即直接征象与间接征象。由钡剂充填溃疡形成龛影为直接征象,是最可靠的诊断依据。溃疡病周围组织的炎性病变与局部痉挛产生钡餐检查时的局部压痛或激惹现象及溃疡愈合形成瘢痕收缩使局部变形均属于间接征象。

(四)纤维胃镜检查

胃镜检查对消化性溃疡的诊断和鉴别诊断有很大价值。该检查可以发现 X 线所难以发现的浅小溃疡,确切地判断溃疡的部位、数目、大小、深浅、形态及病期(活动期、愈合期、瘢痕期),对随访溃疡的过程和判定治疗的效果有价值。胃镜检查还可在直视下做胃黏膜活组织检查等,故对溃疡良性、恶性的鉴别价值较大。

(五)粪便隐血试验

溃疡活动期,溃疡面有微量出血,粪隐血试验大都阳性,治疗1~2周后多转为阴性。如持续阳性,则疑有癌变。

(六)幽门螺杆菌(Hp)感染检查

近来 Hp 在消化性溃疡发病中的重要作用备受重视。我国人群中 Hp 感染率为40%~60%。Hp 在 GU 和 DU 中的检出率更是分别高达70%~80%和90%~100%。诊断 Hp 方法有多种:①直接从活检胃黏膜中细菌培养、组织涂片或切片染色查 Hp。②用尿素酶试验、¹⁴C 尿素呼吸试验、胃液尿素氮检测等方法测定胃内尿素酶活性。③血清学查抗 Hp 抗体。④聚合酶链式反应技术查 Hp。

五、护理

(一)护理观察

1.腹痛

观察腹痛的部位、性质、强度,有无放射痛,与进食、服药的关系,腹痛有无周期性。

2.呕吐

观察呕吐物性质、气味、量、颜色、呕吐次数及与进食关系,注意有无因呕吐而致脱水和低钾、低钠血症以及低氯性碱中毒。

3.呕血和黑便

观察呕血、便血的量、次数和性质。注意出血前有无恶心、呕吐、上腹不适、血中是否混有食物,以便与咯血相区别。半数以上溃疡出血者有38.5℃以下的低热,持续时间与出血时间一致,可作为出血活动的一个标志,故应每天多次测体温。

4.穿孔

由于老年人常有其他慢性病,穿孔时腹痛、腹肌紧张不明显,可无显著压痛和反跳痛,常易误诊,病死率高,应予密切观察生命体征和腹部情况。

5.幽门梗阻观察以下情况可了解胃潴留程度

餐后4h后胃液量(正常<300mL),禁食12h后胃液量(正常<200mL),空腹胃注入750mL 生理盐水30min后胃液量(正常<400mL)。

6.其他

注意观察有无影响溃疡愈合的焦虑和忧郁、饮食不洁、熬夜、过度劳累、服药不正规,服用阿司匹林和肾上腺皮质激素、吸烟等。

(二)常规护理

1.休息

消化性溃疡属于典型的心身疾病,心理社会因素对发病起着重要作用。因此,规律的生活和劳逸结合的工作安排,无论在本病的发作期或缓解期都十分重要。休息是消化性溃疡基本和重要的护理。休息包括精神休息和躯体休息。病情轻者可边工作边治疗,较重者应卧床数天至2周,继之休息1～2个月。平卧休息时胆汁反流明显减少,对胃溃疡患者有利。另外应保证充足的睡眠,服用适量镇静剂。

2.戒烟、酒及其他嗜好品

吸烟者,消化性溃疡的发病率较不吸烟者多。吸烟可使溃疡恶化或延迟溃疡愈合。吸烟会削弱十二指肠液中和胃酸的能力,还能引起十二指肠液反流入胃。患者戒烟后溃疡症状明显改善。有研究认为就DU患者而言,戒烟比服西咪替丁更重要。

酒精能损坏胃黏膜屏障引起胃炎而加重症状,延迟愈合。此外,还能减弱胰泌素对胰外分泌腺分泌水和碳酸氢根的作用,降低了胰液中和胃酸的能力。临床观察也显示消化性溃疡患者停止饮酒后症状减轻,故应劝患者戒酒。

咖啡等物质能刺激胃酸与胃蛋白酶分泌,还可使胃黏膜充血,加剧溃疡病症状。故应不饮或少饮咖啡、可口可乐、茶、啤酒等。

3.饮食

饮食护理是消化性溃疡病治疗的重要组成部分。饮食护理的目的是减轻机械性和化学性刺激、缓解和减轻疼痛。合理营养有利改善营养状况、纠正贫血,促进溃疡愈合,避免发生并发症。

(三)饮食护理原则

1.宜少量多餐,定时,定量进餐

每天5～7餐,每餐量不宜过饱,约为正常量的2/3。因少量多餐可中和胃酸,减少胃酸对溃疡面的刺激,又可供给足够营养。少量多餐在急性消化性溃疡时更为适宜。

2.宜选食营养价值高、质软而易于消化的食物

如牛奶、鸡蛋、豆浆、鱼、嫩的瘦猪肉等食物,经加工烹调变得细软易消化,对胃肠无刺激。同时注意补充足够的热量及蛋白质和维生素。

3.蛋白质、脂肪、碳水化合物的供给要求

蛋白质按每天每千克体重1～1.5g供给;脂肪按每天70～90g供给,选择易消化吸收的乳融状脂肪(如奶油、牛奶、蛋黄、黄油、奶酪等),也可用适量的植物油,碳水化合物按每天300～350g供给。选择易消化的糖类如粥、面条、馄饨等,但蔗糖不宜供给过多,否则可使胃酸增加,且易胀气。

4.避免化学性和机械性刺激的食物

化学刺激性的食物有咖啡、浓茶、可可、巧克力等这些食物可刺激胃酸分泌增加;机械性刺激的食物有油炸猪排、花生米、粗粮、芹菜、韭菜、黄豆芽等,这些食物可刺激胃黏膜表面血管和溃疡面。总之溃疡病患者不宜吃过咸、过甜、过酸、过鲜、过冷、过热及过硬的食物。

5.食物烹调必须切碎制烂

可选用蒸、煮、汆、烧、烩、焖等烹调方法。不宜采用爆炒、滑溜、干炸、油炸、生拌、烟熏、腌腊等烹调方法。

6.必须预防便秘

溃疡病饮食中含粗纤维少,食物细软,易引起便秘,宜经常吃些润肠通便的食物如果子冻、果汁、菜汁等,可预防便秘。

溃疡病急性发作或出血刚停止后,进流质饮食,每天 6～7 餐。无消化道出血且疼痛较轻者宜进厚流质或少渣半流,每天 6 餐。病情稳定、自觉症状明显减轻或基本消失者,每天 6 餐细软半流质。基本愈合者每天 3 餐普食加 2 餐点心,不宜进食油煎、炸和粗纤维多的食物。出现呕血、幽门梗阻严重或急性穿孔均应禁食。

(四)心理护理

在治疗护理过程中应注重教育,应把防病治病的基本知识介绍给患者,如让患者注意避免精神紧张和不良情绪的刺激,注意精神卫生,注意锻炼身体、增强体质、培养良好的生活习惯,生活有规律,注意劳逸结合,节制烟酒,慎用对胃黏膜有损害的药物等,使患者了解本病的规律性、治疗原则和方法,从而坚定战胜疾病的信心,自觉配合治疗和护理。在心理护理过程中,护士应当了解患者在疾病的不同时期所出现的心理反应,如否认、焦虑、抑郁、孤独感、依赖心理等心理反应,护理上重点要给患者以心理支持,特别帮助他们克服紧张、焦虑、抑郁等常见的心理问题,帮助他们进行认识重建,即认识个人、认识社会,调整和处理好人与人、个人与社会之间的关系,重新找到自己新的起点,减少疾病造成的痛苦和不安。心理护理中,护士应当实施针对性、个性化的心理护理。如对那些具有明显心理素质上弱点的患者,有易暴怒、抑郁、孤僻及多疑倾向者应及早通过心理指导加强其个性的培养,对那些有明显行为问题者,如酗酒、吸烟、多食、缺少运动及 A 型行为等,应用心理学技术指导其进行矫正;对那些工作和生活环境里存在明显应激源的人,应及时帮助其进行适当的调整,减少不必要的心理刺激。

(五)药物治疗护理

1.制酸剂

胃酸、胃蛋白酶对消化性溃疡的发病有重要作用。制酸药能中和胃酸从而缓解疼痛并降低胃蛋白酶的活性。常用的制酸药分可溶性和不溶性两种。可溶性抗酸药主要为碳酸氢钠,该药止痛效果快,但自肠道吸收迅速,大量及长期应用可引起钠潴留和代谢性碱中毒,且与胃酸相遇可产生 CO_2,引起腹胀和继发胃酸增高,故不宜单独使用,而应小剂量与其他抗酸药混合服用。不溶性抗酸药有氢氧化铝、碳酸铝、氧化铝、三硅酸镁等,作用缓慢而持久,肠道不吸收,可单独或联合用药。各种抗酸剂均有其特点,临床上常联合应用,以提高疗效,减少不良反应。抗酸药对缓解溃疡疼痛十分有效,是否能促进溃疡愈合,尚无肯定结论。

使用抗酸药应注意:①在饭后 1～2h 服,可延长中和作用时间,而不可在餐前或就餐时服药。睡前加服 1 次,可中和夜间所分泌的大量酸。②片剂嚼碎后服用效果较好,因药物颗粒愈小溶解愈快,中和酸的作用愈大,因此凝胶或溶液的效果最好,粉剂次之,片剂较差。③抗酸药除可引起便秘、腹泻外,尚可引起一些其他不良反应,特别是当患者有肾功能不全或心力衰竭时,如碳酸氢钠可造成钠潴留和碱中毒;碳酸钙剂量过大时,高血钙可刺激 G 细胞分泌大量胃泌素,引起胃酸分泌反跳而加重上腹痛;长期大量服用氢氧化铝后,因铝结合饮食中的磷,使肠道对磷的吸收减少,严重缺磷可引起食欲匮乏、软弱无力等,甚至导致软骨病或骨质疏松。

2.抗胆碱能药

这类药物可抑制迷走神经功能,因而具有减少胃酸分泌、解除平滑肌和血管痉挛、改善局部营养和延缓胃排空等作用,后者有利于延长抗酸药和食物对胃酸的中和,达到止痛目的。但其延缓胃排空引起胃窦部潴留,可促使胃酸分泌所以认为不宜用于胃溃疡。抗胆碱能药服后2h出现最大药理作用,故常于餐后6h及睡前服用。抗胆碱能药物最大缺点是不但能抑制胃酸分泌,也抑制乙酰胆碱在全身的生理作用,故有口干、视力模糊、心动过速、汗闭、便秘和尿潴留等副反应,故溃疡出血、幽门梗阻、反流性食管炎、青光眼、前列腺肥大等患者均不宜使用。常用的药物有:普鲁本辛、甲溴阿托品、贝那替秦、山莨菪碱、阿托品等。

3.H_2受体阻滞剂

组织胺通过两种受体而产生效应,其中与胃酸分泌有关的是 H_2 受体。阻滞 H_2 受体能抑制胃酸的分泌。代表药是西咪替丁,它对胃酸的分泌具有强大抑制作用。口服后很快被小肠所吸收,在1~2h内血液浓度达高峰,可完全抑制由饮食或胃泌素所引起的胃酸分泌达6~7h。该药常于进餐时与食物同服。年龄大,伴有肾功能和其他疾病者易发生不良反应。常见的不良反应有头痛、腹泻、嗜睡、疲劳、肌痛、便秘等。其他常用的药物还有雷尼替丁、法莫替丁等。西咪替丁会影响华法林、茶碱或苯妥英的药物代谢,与抗酸剂合用时,间隔时间不小于2h。

4.丙谷胺及其他减少胃酸分泌药

丙谷胺的分子结构与胃泌素的末端相似,能抑制基础酸排量和最大酸排量,竞争性抑制胃泌素受体,并对胃黏膜有保护和促进愈合作用,其抑酸和缓解症状的作用较西咪替丁弱。该药常于饭前15min服,无明显不良反应。哌仑西平,能选择性拮抗乙酰胆碱的促胃分泌效应而不拮抗其他效应,很少有不良反应,宜餐前90min服用。甲氧氯普胺为胃运动促进剂,能增强胃窦蠕动加速胃排空,减少食糜等对胃窦部的刺激而使胃酸分泌减少,还可减少胆汁反流,减轻胆汁对胃黏膜的损害。一般用药后60~90min可达作用高峰,故宜在餐前30min服用,严重的不良反应为锥体外系反应。

5.细胞保护剂

临床常用的细胞保护剂有多种。甘珀酸能加强胃黏液分泌,强固胃黏膜屏障,促进胃黏膜再生。但具有醛固酮样效应,可引起高血压、水肿、水钠潴留、低血钾等不良反应,故高血压、心脏病、肾脏病和肝脏病患者慎用。服药的最佳时间为餐前15~30min和睡前服。胶态次枸橼酸铋,在酸性胃液中与溃疡坏死组织螯合,形成保护性铋蛋白凝固物,使溃疡面与胃酸、胃蛋白酶隔离。宜在餐前1h和睡前服。严重肾功能不全者忌用,少数人服药后便秘、转氨酶升高。硫糖铝可与胃蛋白酶直接络合或结合,使酶失去活性而发挥作用,宜餐前30min及睡前服,偶见口干、便秘、恶心等不良反应。前列腺素 E_1 抑制胃酸分泌,保护黏膜屏障,主要用于非类固醇抗感染药合用者,最常见不良反应是腹泻和腹痛,孕妇忌用。

6.质子泵抑制剂

洛赛克(奥美拉唑)直接抑制质子泵,有强烈的抑酸能力,疗效明显起效快,不良反应少而轻,无严重不良反应。

(六)急性大量出血的护理

1.急诊处理

首先按医嘱插入鼻胃管,建立静脉通道,输液开始宜快,可选用等渗盐水、林格液、右旋糖酐或其他血浆代用品,一般不用高渗溶液。观察意识、血压、脉搏、体温、面色、鼻胃管引出胃液量和颜色、皮肤(干、湿、温度)、肠鸣、上腹压痛、出入量。

2.重症监护

急诊处理后,患者应予重症监护。除密切观察生命体征和出血情况外,应抽血查血红蛋白、血球压积(出血4～6h后才开始变化)、血型和交叉反应、凝血酶原时间、部分凝血酶原时间或激活部分凝血酶原时间、血钠(开始代偿性升高,补液后降低)、血钾(大量呕吐后降低。多次输液后可增高)、尿素氮(急性出血后24～48 h内升高,一般丢失1000mL血,尿素氮升高为正常值的2～5倍)、肌酐(肾灌注不足致肌酐升高)。向患者介绍为了确诊可能需做的钡餐、纤维胃镜、胃液分析等检查的过程,使患者受检时更好地合作。告知患者检查时体位、术前服镇静药可能会产生昏睡感,喉部喷局麻药会引起不适。及时了解胃镜检查结果,如无严重再出血应拔除鼻胃管以减少机械刺激。在恶心反射出现前,仍予禁食。

3.再出血

首先观察鼻胃管引出血量、颜色、患者生命体征。再次确定鼻胃管位置是否正确、引流瓶处于低位持续吸引、压力为80mmHg。如明确再次出血,安慰患者不必紧张,使患者相信医护人员是可以很好地处理再次出血。

4.胃管灌注

为使血管收缩,减少黏膜血流量,达到一过性止血效果,常经胃管灌注冰生理盐水或冷开水。灌注时抬高头位30°～45°,关闭吸引管。灌注时应加快滴注速度,观察血压、体温、脉搏、寒战。发生寒战可多盖被,给患者解释不必紧张。注意寒战易诱发心律失常。灌注后注意有无输液过多的症状(呼吸困难)和体征(脉搏快,颈静脉怒张,肺部捻发音)。

(七)急性穿孔的护理

任何消化性溃疡均可发生穿孔,穿孔前常无明显诱因,有些可能由服肾上腺皮质激素、阿司匹林、饮酒和过度劳累诱发。上腹部难以忍受的剧痛及恶心呕吐,常是穿孔引起腹膜炎的症状。患者两腿卷曲,腹肌强直伴反跳痛,甚至出现面色苍白、出冷汗、脉搏细速、血压下降、休克。一般在穿孔后6h内及时治疗,疗效较佳,若不及时抢救可危及生命。一经确诊,患者就应绝对卧床休息,禁食并留置胃管抽吸胃内容物进行胃肠减压。补液、应用抗生素控制腹腔感染。密切观察生命体征,及时发现和纠正休克,迅速做好各种术前准备。

(八)幽门梗阻的护理

功能性或器质性幽门梗阻的早期处理基本相同,包括:①纠正体液和电解质紊乱,严格正确记录每天出入量,抽血测定血清钾、钠、氯及血气分析,了解电解质及酸碱失衡情况,及时补充液体和电解质。②胃肠减压:幽门梗阻者每天清晨和睡前用3%盐水或苏打水洗胃,保留1h后排出。必要时行胃肠减压,连续72h吸引胃内容物,可解除胃扩张和恢复胃张力,抽出胃液也可减轻溃疡周围的炎症和水肿。若对梗阻的性质不明,应作上消化道内镜或钡餐检查,同时也可估计治疗效果。病情好转给流质饮食，每晚餐后 4h 洗胃 1 次，测胃内潴留量，准确记录颜色、气味、性质。临床操作过程中常遇胃管不畅的情况，通常原因是胃管扭曲在口腔或咽部；胃管置入深度不够；胃管置入过深至幽门部或十二指肠内；胃管侧孔紧贴胃壁；食物残渣或凝血块阻塞。有报道胃肠减压过程中发生少见的并发症，如下胃管困难致环杓关节脱位，减压器故障大量气体入胃致腹膜炎，蛔虫堵塞致无效减压，胃管结扎致拔管困难等。③能进流质时，同时服用抗酸剂、西咪替丁等药物治疗。禁用抗胆碱能药物。

对并发症观察经处理后病情是否好转，若未见改善，做好手术准备，考虑外科手术。

第四节　肝硬化

肝硬化是长期肝细胞坏死继发广泛纤维化伴结节形成的结果。一种或多种致病因子长期或反复损伤肝实质，致使肝细胞弥散性变性、坏死和再生，进而引起肝脏结缔组织弥散性增生和肝细胞再生，最后导致肝小叶结构破坏和重建，肝内血液循环发生障碍。肝功能损害和门脉高压为本病的主要临床表现，晚期常出现严重的并发症。

肝硬化是世界性疾病，所有种族、不论国籍、年龄或性别均可罹患。男性和中年人易罹患。在我国主要为肝炎后肝硬化。血吸虫病性、单纯乙醇性、心源性、胆汁性肝硬化均少见。

一、病因

引起肝硬化的病因很多，以病毒性肝炎最为常见。同一病例可由一种、两种或两种以上病因同时或先后作用引起，有些病例则原因不明。

(一)病毒性肝炎

病毒性肝炎经慢性活动性肝炎阶段逐步演变为肝硬化，称为肝炎后肝硬化。乙型肝炎和丙型肝炎常见，甲型肝炎一般不发展为肝硬化。由急性或亚急性重型肝炎演变的肝硬化称为坏死后肝硬化。

(二)寄生虫感染

感染血吸虫病时，大量血吸虫卵进入肝窦前的门脉小血管内，刺激结缔组织增生引起门脉高压。肝细胞的坏死和增生一般不明显，没有肝细胞的结节再生。但如伴发慢性乙型肝炎，其结果多为混合结节型肝硬化。

(三)酒精中毒

主要由酒精的中间代谢产物(乙醛)对肝脏的直接损害引起。酗酒引起长期营养失调，使肝脏对某些毒性物质的抵抗力降低，在发病机制上也起一定作用。

(四)胆汁淤积

肝外胆管阻塞或肝内胆汁淤积持续存在时，高浓度的胆酸和胆红素对肝细胞有损害作用，久之可发展为肝硬化。由于肝外胆管阻塞引起的肝硬化称为继发性胆汁性肝硬化。由原因未明的肝内胆汁淤积引起的肝硬化称为原发性胆汁性肝硬化。

(五)循环障碍

慢性充血性心力衰竭、缩窄性心包炎和各种病因引起肝小静脉阻塞综合征等，导致肝脏充血、肝细胞缺氧,引起小叶中央区肝细胞坏死及纤维组织增生,最终发展为肝硬化。

(六)药物和化学毒物

长期服用某些药物如双醋酚汀、辛可芬、异烟肼、甲基多巴、PAS和利福平等或反复接触化学毒物如四氯化碳、磷、砷、氯仿等均可损伤肝脏,引起中毒性肝炎,最后演变为肝硬化。

(七)遗传和代谢性疾病

血友病、肝豆状核变性、半乳糖血症、糖原贮积等遗传代谢性疾病,亦可发展为肝硬化,称之代谢性肝硬化。

(八)慢性肠道感染和营养不良

慢性菌痢、溃疡性结肠炎等常引起消化和吸收障碍,发生营养不良,同时肠内的细菌毒素及蛋白质腐败的分解产物等经门静脉到达肝内,引起肝细胞损害,演变为肝硬化。

(九)隐匿性肝硬化

病因难以肯定的称为隐匿性肝硬化,其中很大部分病例可能与隐匿性无黄疸型肝炎有关。

二、临床表现

肝硬化的病程一般比较缓慢,可能隐伏数年至数十年之久。由于肝脏具有很强的代偿功能,因此,早期临床表现常不明显或缺乏特征性。肝硬化的临床分期为肝功能代偿期和肝功能失代偿期。

(一)肝功能代偿期

一般症状较轻,缺乏特征性。常有乏力、食欲减退、消化不良、恶心、厌油、腹胀、中上腹隐痛或不适及腹泻,部分有踝部水肿、鼻出血、齿龈出血等。上述症状多呈间歇性,常因过度疲劳而发病,经适当休息及治疗可缓解。体征一般不明显,肝脏可轻度肿大,无或有轻度压痛,部分患者可有脾脏肿大。肝功能检查结果多在正常范围内或有轻度异常。

(二)肝功能失代偿期

随着疾病的进展,症状逐渐明显,肝脏常逐渐缩小,质变硬。临床表现主要是肝功能减退和门脉高压。

1.肝功能减退

(1)营养障碍:表现为消瘦、贫血、乏力、水肿、皮肤干燥而松弛、面色灰暗、黝黑、口角炎、毛发稀疏无光泽等。

(2)消化道症状:早期出现的食欲匮乏、腹胀、恶心、腹泻等消化道症状逐渐明显,稍进油腻肉食,即引起腹泻。部分患者还可出现轻度黄疸。

(3)出血倾向:轻者有鼻出血、齿龈出血,重者有胃肠道黏膜弥散性出血及皮肤紫癜。这与肝脏合成凝血因子减少,脾大及脾功能亢进引起血小板减少有关。毛细血管脆性增加是出血倾向的附加因素。

(4)发热:部分患者可有低热,多为病变活动及肝细胞坏死时释出的物质影响体温调节中枢所致。此类发热用抗生素治疗无效,只有肝病好转时才能消失。如持续发热或高热,则提示合并有感染、血栓性门静脉炎、原发性肝癌等。

(5)黄疸:表现为巩膜浅黄、尿色黄。如巩膜甚至全身皮肤黏膜呈深度金黄色,应考虑有肝硬化伴肝内胆汁淤积的可能。

(6)内分泌功能失调的表现:肝对雌激素灭活作用减退导致脸、颈、肩、手背及上胸处的蜘蛛痣及(或)毛细血管扩张。肝掌表现为大、小鱼际和指尖斑点状发红,加压后退色。可出现男性乳房发育、睾丸萎缩、性功能减退,女性月经不调、闭经、不孕等。皮肤色素沉着,面色污黑、晦暗,可能由继发性肾上腺皮质功能减退所致,也可能与肝脏不能代谢黑色素有关。继发性醛固酮、抗利尿激素增加导致水、钠潴留,尿量减少,对水肿与腹腔积液的形成亦起重要促进作用。

2.门脉高压症

在肝硬化发展过程中,肝细胞的坏死、再生结节的形成、结缔组织增生和肝细胞结构的改建,使门静脉小分支闭塞、扭曲,门静脉血流障碍,导致门脉压力增高。

(1)脾大及脾功能亢进:门脉压力增高时,脾脏淤血、纤维结缔组织及网状内皮细胞增生,使脾脏肿大(多为正常的 2～3 倍,部分可平脐或达脐下)。脾大时常伴有脾功能亢进,表现为末梢血中白细胞和血小板减少,红细胞也可减少。胃底静脉破裂出血时脾缩小、输血、补液后渐增大。关于脾功能亢进的原因,可能由于增生的网状内皮细胞对血细胞的吞噬、破坏作用加强;或由于脾脏产生某些体液因素抑制骨髓造血功能或加速血细胞的破坏。

(2)侧支循环的形成:因门静脉回流受阻,门静脉与腔静脉间的吻合支渐次扩张开放,形成侧支循环。胃冠状静脉与食管静脉丛吻合,形成食管下段和胃底静脉曲张。这些静脉位于黏膜下疏松组织中,常由于腹内压突然增高或消化液反流侵蚀及食物的摩擦而破裂出血。脐旁静脉与脐周腹壁静脉沟通,形成脐周腹壁静脉曲张,有时该处可听到连续的静脉杂音。直肠上静脉与直肠中、下静脉吻合扩张形成内痔。门静脉回流受阻时,侧支循环血流方向。

(3)腹腔积液:腹腔积液的产生表明肝硬化病情较重。初起时有腹胀感,体检可发现移动性浊音(腹腔积液量＞500mL)。大量腹腔积液可使横膈抬高而致呼吸困难和心悸,腹部膨隆,腹壁皮肤张紧发亮,有移动性浊音和水波感。腹内压力明显增高时,脐可突出而形成脐疝。在腹腔积液出现的同时,常可发生肠胀气。部分腹腔积液患者伴有胸腔积液,其中以右侧多见,两侧者较少。胸腔积液系腹腔积液通过横膈淋巴管进入胸腔所致。腹腔积液为草黄色漏出液。腹腔积液形成的主要因素有:清蛋白合成减少、蛋白质摄入和吸收障碍,当血浆清蛋白＜23～30g/L 时,血浆胶体渗透压降低,促使血浆外渗;门脉压力增高至 2.94～5.88kPa(正常约为 0.785～1.18kPa),腹腔毛细血管的滤过压增高,组织液回吸收减少而漏入腹腔;进入肝静脉血流受阻使肝淋巴液增加与回流障碍,淋巴管内压增高,造成大量淋巴液从肝包膜及肝门淋巴管溢出;肝脏对醛固酮、抗利尿激素灭活作用减退;腹腔积液形成后循环血容量减少,通过肾小球旁器使肾素分泌增加,产生肾素—血管紧张素—醛固酮系统反应,醛固酮分泌增多,导致肾远曲小管水钠潴留作用加强,腹腔积液进一步加重。

(4)食管和胃底曲张静脉破裂出血:是门脉高压症的主要并发症,病死率为 30%～60%。当门静脉压力超过下腔静脉压力达 1.47～1.60kPa 时,曲张静脉就可发生出血。曲张静脉大者比曲张静脉小者更易破裂出血。最常见的表现是呕血。出血可以是大量的,并迅速发生休克;也可自行停止,以后再发。偶尔仅表现为便血或黑便。

3.肝肾综合征

肝肾综合征(功能性肾衰)指严重肝病患者出现肾功能不良,并排除其他引起肾功不良的原因。肝肾综合征的发病机制尚未明确。肝肾综合征通常见于严重的肝脏疾病患者。主要表现为少尿、蛋白尿、尿钠低（＜10mmol/L），尿与血浆肌酐比值≥30∶1，尿与血浆渗透压比值＞1。这些尿的改变与急性肾小管坏死不同。肾功能损害的发展不一，一些患者于数日内肾功能完全丧失，另一些患者血清肌酐随肝脏功能逐渐恶化而缓慢上升达数周之久。

4.肝性脑病

肝性脑病指肝脏功能衰竭而导致代谢紊乱、中枢神经系统功能失调的综合征。是晚期肝硬化的最严重表现，也是常见致死原因。临床上以意识障碍和昏迷为主要表现。

肝硬化是肝性脑病的最主要原发病因。常见的诱发因素有：上消化道出血，感染，摄入高蛋白饮食、含氮药物、大量利尿或放腹腔积液、大手术、麻醉、安眠药和饮酒等。肝性脑病的发病机制尚未明了。主要有氨和硫醇中毒学说，假性神经介质学说、γ-氨基丁酸能神经传导功能亢进等学说。

肝性脑病患者呼气中常具有一种类似烂苹果样臭味，这与肝脏不能分解甲硫氨酸中间产物二甲基硫和甲基硫醇有关，肝臭可在昏迷前出现，是一种预后不良的征象。

5.其他

肝硬化患者常因抵抗力降低，并发各种感染，如支气管炎、肺炎、自发性腹膜炎、结核性腹膜炎、尿路感染等。腹膜炎发生的机制可能是细菌通过血液或淋巴液播散入腹腔，并可穿过肠壁而入腹腔。腹腔积液患者易于发生，病死率高，早期诊断非常重要。自发性腹膜炎起病较急者常为腹痛和腹胀。起病缓者则多为低热或不规则的发热，伴有腹部隐痛、恶心、呕吐及腹泻。体检可发现腹膜刺激征，腹腔积液性质由漏出液转为渗出液。

长期低钠盐饮食，利尿及大量放腹腔积液易发生低钠血症和低钾血症。长期使用高渗葡萄糖溶液与肾上腺糖皮质激素、呕吐及腹泻亦可使钾、氯减少，而产生低钾、低氯血症，并致代谢性碱中毒和肝性脑病。

（三）肝脏体征

肝脏大小不一，早期肝大，质地中等或中等偏硬，晚期缩小、坚硬、表面呈颗粒状或结节状。一般无压痛，但在肝细胞进行性坏死或并发肝炎或肝周围炎时，则可有触痛与叩击痛。肝边缘锐利提示无炎症活动，边缘圆钝表明有炎症、水肿、脂肪浸润或纤维化。肝硬化时右叶下缘不易触及而左叶增大。

三、检查

（一）血常规

白细胞和血小板明显减少。失血、营养障碍、叶酸及维生素 B_2 缺乏导致缺铁性或巨幼红细胞性贫血。

（二）肝功能检查

早期蛋白电泳即显示球蛋白增高，而清蛋白到晚期才降低。絮状及浊度试验在肝功能代偿期可正常或轻度异常，而在失代偿期多为异常。失代偿期转氨酶活力可呈轻、中度升高，一般以 SGPT 活力升高较显著，肝细胞有严重坏死时，则 SGOT 活力常高于 SGPT。

静脉注射磺溴酞 5mg/kg 体重 45min 后，正常人血内滞留量应低于 5%，肝硬化时多有不同程度的增加。磺溴酞可有过敏反应，检查前应作皮内过敏试验。吲哚菁青绿亦是一种染料，一般静脉注射 0.5mg/kg 体重 15min 后,正常人血中滞留量<10％,肝硬化尤其是结节性肝硬化患者的潴留值明显增高,约在 30％ 以上。本试验为诊断肝硬化的最好的方法,比溴磺酞试验更敏感,更安全可靠。

肝功能代偿期,血中胆固醇多正常或偏低;失代偿期,血中胆固醇下降,特别是胆固醇酯部分常低于正常水平。凝血酶原时间测定在代偿期可正常,失代偿期则呈不同程度延长,虽注射维生素 K 亦不能纠正。

(三)影像学检查

B 超波检查可探查肝、脾大小及有无腹腔积液。可显示脾静脉和门静脉增宽,有助于诊断。食管静脉曲张时,吞钡 X 线检查可见蚯蚓或串珠状充盈缺损,纵行黏膜皱襞增宽。胃底静脉曲张时,可见菊花样充盈缺损。放射性核素肝脾扫描可见肝摄取减少、分布不规则,脾摄取增加,脾脏增大可明显显影。

(四)纤维食管镜

纤维食管镜检查可见食管钡餐检查阴性的食管静脉曲张。

(五)肝穿刺活组织检查

肝活组织检查常可明确诊断,但此为创伤性检查,仅在临床诊断确有困难时才选用。

(六)腹腔镜检查

可直接观察肝脏表面、色泽、边缘及脾脏等改变,并可在直视下进行有目的穿刺活组织检查,对鉴别肝硬化、慢性肝炎和原发性肝癌以及明确肝硬化的病因很有帮助。

四、基本护理

(一)观察要点

一般症状和体征的观察:观察患者全身情况,有无消瘦、贫血、乏力、面色灰暗黝黑、口角炎、毛发稀疏无光泽等营养障碍表现。观察皮肤黏膜、巩膜有无黄染,尿色有无变化。注意蜘蛛痣、杵状指、色素沉着、肝臭、水肿、男性乳房发育等体征。了解有无肝区疼痛、食欲匮乏、厌油、恶心、呕吐、排便不规则、腹胀等消化道症状。

(二)并发症的观察

1.门脉高压症

观察腹腔积液、腹胀和其他压迫症状,腹壁静脉曲张、痔出血、贫血以及鼻出血、齿龈出血、瘀点、瘀斑、呕血、黑便。

2.腹腔积液

观察尿量、腹围、体重变化和有无水肿。

3.肝性脑病

注意意识和精神活动,有无嗜睡、昏睡、昏迷、定向障碍、胡言乱语,有无睡眠节律紊乱和扑翼样震颤。

(三)一般护理

1.合理的休息

研究证明卧位与站立时肝脏血流量有明显差异,前者比后者多 40％ 以上。因此合理的休息既可减少体能消耗,又能降低肝脏负荷,增加肝脏血流量,防止肝功能进一步受损和促进肝细胞恢复。肝功能代偿期患者应适当减少活动和工作强度,注意休息,避免劳累。若病情不稳定、肝功能试验异常,则应减少活动,充分休息。有发热、黄疸、腹腔积液等表现的失代偿患者,应以卧床休息为主,并保证充足的睡眠。

2.正确的饮食

饮食营养是改善肝功能的基本措施之一。正确的进食和合理的营养,能促进肝细胞再生,反之则会加重病情,诱发上消化道出血、肝昏迷、腹泻等。肝硬化患者应以高热量、高蛋白、高维生素且易消化的食物为宜。适当限制动物脂肪的摄入。不食增加肝脏解毒负荷的食物和药物。一般要求每天总热量在 10.46~12.55kJ(2.5~3.0kcal)。蛋白质每天 100~150g,蛋白食物宜多样化、易消化、含有丰富的必需氨基酸。脂肪每天 40~50g。要有足量的维生素 B、维生素 C 等。为防便秘,可给含纤维素多的食物。肝功能显著减退的晚期患者或有肝昏迷先兆者给予低蛋白饮食,限制蛋白每天在 30g 左右。伴有腹腔积液者按病情给予低盐(每天 3~5g)和无盐饮食。腹腔积液严重时应限制每天的入水量。黄疸患者补充胆盐。禁忌饮酒、咖啡、烟草和高盐食物。避免有刺激性及粗糙坚硬的食物,进食时应细嚼慢咽,以防引起食管或胃底静脉破裂出血。教育患者及其家属认识到正确饮食和合理营养的意义,并且理解饮食疗法必须长期持续,要有耐心和毅力,使患者能正确的掌握、家属能予以监督。

(四)心理护理

肝硬化患者病程漫长,久治不愈,尤其进入失代偿期后,患者心身遭受很大痛苦,承受的心理压力大,心理变化也大,因此在常规治疗护理中更应强调心理护理,须做好以下几方面:①保持病房的整洁、安静、舒适,从视、听、嗅、触等方面消除不良刺激,使患者在生活起居感到满意。②对病情稳定者,要主动指导患者及其家属掌握治疗性自我护理方法,包括通过多种形式宣教有关医疗知识,消除他们恐惧悲观感,树立信心;帮助分析并发症发生的诱因,增强患者预防能力;对心理状态稳定型患者可客观地介绍病情及检查化验结果,以取得其配合。③对病情反复发作者,要热情帮助其恢复生活自理能力,增加战胜疾病的信心。对忧郁悲观型患者应予极大的同情心,充分理解他们,帮助他们解决困难。对怀疑类型的患者应明确告知诊断无误,客观介绍病情,并使其冷静面对现实。④根据病情需要适当安排娱乐活动。

(五)药物治疗的护理

严重患者特别是老年患者进食少时。可静脉供给能量,以补充机体所需。研究表明,约 80%~100% 的肝硬化患者存在程度不同的蛋白质能量营养不足。因此老年人按每天每千克体重摄入 1.0g 蛋白质作为基础要量,附加由疾病相关因素造成的额外丢失。补充蛋白质(氨基酸)时,应提供以必需氨基酸为主的氨基酸溶液。若肝功损害严重,则以含丰富支链氨基酸(45%)的溶液作为氨源为佳。目前冰冻血浆的使用越来越广泛,使用过程中应注意掌握正确的融化方法和输注不良反应的观察。一般融化后不再复冻。使用利尿剂时,应教会患者正确服用利尿药物。通常需向患者讲述常用利尿药的作用及不良反应。指导患者掌握利尿药观察方法,如体重每天减少 0.5kg,尿量每天达 2000~2500mL,腹围逐渐缩小。

第三章 内分泌与代谢系统疾病的护理

第一节 腺垂体功能减退症

腺垂体功能减退症,是由多种病因引起的腺垂体前叶激素减少或缺乏所致的一系列临床综合征。腺垂体功能减退症可原发于垂体病变,或继发于下丘脑病变,表现为甲状腺、肾上腺、性腺等功能减退症和(或)蝶鞍区占位性病变。由于病因多,涉及的激素种类和数量多,故临床症状变化大,但补充所缺乏激素治疗后症状可快速缓解。

一、病因与发病机制

1.垂体瘤

成人最常见的原因,大都属于良性肿瘤。肿瘤可分为功能性和无功能性。腺瘤增大可压迫正常垂体组织,引起垂体功能减退或功能亢进,并与腺垂体功能减退症同时存在。

2.下丘脑病变

如肿瘤、炎症、浸润性病变(如淋巴瘤、白血病等)、肉芽肿(如结节病)等,可直接破坏下丘脑神经内分泌细胞,使释放激素分泌减少。

3.垂体缺血性坏死

妊娠期垂体呈生理性肥大,血供丰富,若围生期前置胎盘、胎盘早期剥离、胎盘滞留、子宫收缩无力等引起大出血、休克、血栓形成,可使腺垂体大部分缺血坏死和纤维化,致腺垂体功能低下,临床称为希恩综合征。动脉粥样硬化、子痫、糖尿病血管病变使垂体供血障碍也可导致垂体缺血性坏死。

4.蝶鞍区手术、放疗和创伤

垂体瘤切除、术后放疗以及乳腺癌做垂体切除治疗等,均可导致垂体损伤。颅底骨折可损毁垂体柄和垂体门静脉血液供应。鼻咽癌放疗也可损坏下丘脑和垂体,引起腺垂体功能减退。

5.各种颅内感染和炎症

细菌、病毒、真菌等感染引起的脑炎、脑膜炎、流行性出血热、梅毒或疟疾等均可损伤下丘脑和垂体。

6.糖皮质激素长期治疗

大量糖皮质激素可抑制下丘脑垂体-肾上腺皮质轴,突然停用糖皮质激素后可出现医源性腺垂体功能减退,表现为肾上腺皮质功能减退。

7.先天遗传性

腺垂体激素合成障碍可有基因遗传缺陷,转录因子突变可见于特发性垂体单一或多激素缺乏症患者。

8.垂体卒中

垂体瘤内突然出血,瘤体骤然增大,压迫正常垂体组织和邻近视神经束,可出现急症危象。

9.其他

自身免疫性垂体炎、空泡蝶鞍、颞动脉炎、海绵窦处颈内动脉瘤均可引起腺垂体功能减退。

二、临床表现

垂体组织破坏达95%者临床表现为重度,75%者临床表现为中度,60%者为轻度,50%以下者不出现功能减退症状。促性腺激素、生长激素(GH)和催乳素(PRL)缺乏为最早表现;促甲状腺激素(TSH)缺乏次之;然后可伴有促皮质素(ACTH)缺乏。希恩综合征患者往往因围生期大出血休克而有全垂体功能减退症,即垂体激素均缺乏,但无占位性病变发现。腺垂体功能减退主要表现为相应靶腺(性腺、甲状腺、肾上腺)功能减退。

1.靶腺功能减退表现

(1)性腺(卵巢、睾丸)功能减退。常最早出现。女性多数有产后大出血、休克、昏迷病史,表现为产后无乳、绝经、乳房萎缩、性欲减退,不育、性交痛、阴道炎等。查体见阴道分泌物减少,外阴、子宫和阴道萎缩,毛发脱落,尤以阴毛、腋毛为甚。成年男子表现为性欲减退、阳痿、无男性气质等,查体见肌力减弱、皮脂分泌减少、睾丸松软缩小、胡须稀少、骨质疏松等。

(2)甲状腺功能减退。表现与原发性甲状腺功能减退症相似,但通常无甲状腺肿。

(3)肾上腺功能减退。表现与原发性慢性肾上腺皮质功能减退症相似,所不同的是本病由于缺乏黑素细胞刺激素,故皮肤色素减退,表现为面色苍白、乳晕色素浅淡,而原发性慢性肾上腺功能减退症则表现为皮肤色素加深。

(4)生长激素不足。成人一般无特殊症状,儿童出现生长障碍,表现为侏儒症。

2.垂体内或其附近肿瘤压迫症群

最常见的为头痛及视神经交叉受损引起的偏盲甚至失明。

3.垂体功能减退性危象

在全垂体功能减退症基础上,各种应激反应如感染、败血症、腹泻、呕吐、失水、饥饿、寒冷、急性心肌梗死、脑血管意外、手术、外伤、麻醉及使用镇静药、安眠药降糖药等均可诱发垂体功能减退性危象(简称垂体危象)。临床表现为:①高热型(体温>40℃);②低温型(体温<30℃);③低血糖型;④低血压、循环虚脱型;⑤水中毒型;⑥混合型。各种类型可伴有相应的症状,突出表现为消化系统循环系统和神经精神方面的症状,如高热、循环衰竭、休克、恶心、呕吐、头痛、神志不清、谵妄、抽搐、昏迷等严重垂危状态。

三、医学检查

1.性腺功能测定

女性有血雌二醇水平降低,没有排卵及基础体温改变,阴道涂片未见雌激素作用的周期性改变;男性见血睾酮水平降低或正常低值,精液检查精子数量减少,形态改变,活动度差,精液量少。

2.甲状腺功能测定

游离 T_4、血清总 T_4 均降低,而游离 T_3、总 T_3 可正常或降低。

3.肾上腺皮质功能测定

24h 尿 17-羟皮质类固醇及游离皮质醇排出量减少；血浆皮质醇浓度降低，但节律正常；葡萄糖耐量试验显示血糖曲线低平。

4.腺垂体分泌激素测定

如 FSH、LH、TSH、ACTH、GH、PRL 均减少。

5.腺垂体内分泌细胞的储备功能测定

可采用 TRH、PRL 和 LRH 兴奋试验。胰岛素低血糖激发试验忌用于老年人、冠心病、惊厥和黏液性水肿的患者。

6.其他检查

通过 X 线、CT、MRI 无创检查来了解、辨别病变部位、大小、性质及其对邻近组织的侵犯程度。肝、骨髓和淋巴结等活检，可用于判断原发性疾病的原因。

四、诊断要点

本病诊断须根据病史、症状、体征，结合实验室检查和影像学发现进行全面分析，排除其他影响因素和疾病后才能明确。

五、治疗

1.病因治疗

肿瘤患者可通过手术、放疗或化疗等措施缓解症状，对于鞍区占位性病变，首先必须解除压迫及破坏作用，减轻和缓解颅内高压症状；出血、休克而引起的缺血性垂体坏死，预防是关键，应加强产妇围生期的监护。

2.靶腺激素替代治疗

去除病因后需长期甚至终身维持治疗。①糖皮质激素：为预防肾上腺危象发生，应先补糖皮质激素。常用氢化可的松，20～30mg/d，服用方法按照生理分泌节律为宜，剂量根据病情变化做相应调整。②甲状腺激素：常用左甲状腺素 50～150μg/d，或甲状腺干粉片 40～120mg/d。对于冠心病、老年人、骨密度低的患者，用药从最小剂量开始缓慢递增剂量，防止诱发危象。③性激素：育龄女性病情较轻者可采用人工月经周期治疗，维持第二性征和性功能；男性患者可用丙酸睾酮治疗，以改善性功能与性生活。

六、护理诊断/问题

1.性功能障碍

性功能障碍与促性腺激素分泌不足有关。

2.自我形象紊乱

自我形象紊乱与身体外观改变有关。

3.体温过低

体温过低与继发性甲状腺功能减退有关。

4.潜在并发症

垂体危象。

七、护理措施

1.安全与舒适管理

根据自身体力情况安排适当的活动量,保持情绪稳定,注意生活规律,避免感染、饥饿、寒冷、手术、外、伤、过劳等诱因。更换体位时注意动作易缓慢,以免发生昏厥。

2.疾病监测

(1)常规监测:观察有无视力障碍,脑神经压迫症状及颅内压增高征象。

(2)并发症监测:严密观察患者生命体征、意识、瞳孔变化,一旦出现低血糖、低血压、高热或体温过低、谵妄、恶心、呕吐、抽搐甚至昏迷等垂体危象的表现,立即通知医生并配合抢救。

3.对症护理

对于性功能障碍的患者,应安排恰当的时间与患者沟通,了解患者目前的性功能、性活动与性生活情况。向患者解释疾病及药物对性功能的影响,为患者提供信息咨询服务的途径,如专业医师、心理咨询师、性咨询门诊等。鼓励患者与配偶交流感受,共同参加性健康教育及阅读有关性健康教育的材料。女性患者若存在性交痛,推荐使用润滑剂。

4.用药护理

向患者介绍口服药物的名称、剂量、用法、剂量不足和不良反应的表现;服甲状腺激素应观察心率、心律、体温及体重的变化;嘱患者避免服用镇静剂、麻醉剂等药物。应用激素替代疗法的患者,应使其认识到长期坚持按量服药的重要性和随意停药的危险性。严重水中毒水肿明显者,应用利尿剂应注意观察药物治疗效果,加强皮肤护理,防止擦伤,皮肤干燥者涂以润肤剂。

5.垂体危象护理

急救配合:立即建立静脉通路,维持输液通畅,保证药物,液体输入;保持呼吸道通畅,氧气吸入;做好对症护理,低温者可用热水袋或电热毯保暖,但要注意防止烫伤;高热者应进行降温处理,如酒精擦浴、冰敷或遵医嘱用药。加强基础护理,如口腔护理、皮肤护理,防止感染。

八、健康指导

1.预防疾病

保持皮肤清洁,注意个人卫生,督促患者勤换衣、勤洗澡。保持口腔清洁,避免到人多拥挤的公共场所。鼓励患者活动,减少皮肤感染和皮肤完整性受损的机会;告知患者要注意休息,保持心情愉快,避免精神刺激和情绪激动。

2.管理疾病

指导患者定期复查,发现病情加重或有变化时及时就诊。嘱患者外出时随身携带识别卡,以便发生意外时能及时救治。

3.康复指导

遵医嘱定时、定量服用激素,勿随意停药。若需要生育者,可在医生指导下使用性激素替代疗法,以促进精子(卵子)生成。

第二节　库欣综合征

一、疾病概述

(一)概念和特点

库欣综合征是由各种原因引起肾上腺皮质分泌过量的糖皮质激素所致病症的总称,以满月脸、多血质外貌、向心性肥胖、皮肤紫纹、痤疮、继发性糖尿病、高血压、骨质疏松等为主要表现。

(二)相关病理生理

高皮质醇血症是本病主要病生理学基础。皮质醇为人体代谢及应激等所必需,过量则引起全身代谢紊乱,导致临床综合征的发生。

(三)病因与诱因

肾上腺皮质主要受下丘脑—垂体的调节形成下丘脑—垂体—肾上腺皮质轴。这个轴的任何环节出现紊乱,都会影响肾上腺皮质的功能,使其分泌的激素发生变化,导致机体产生一系列病理生理过程,引起肾上腺皮质疾病。因此本病既可原发于肾上腺疾病,也可继发于下丘脑垂体疾病。

1.依赖 ACTH 的库欣综合征

(1)库欣病最常见,约占库欣综合征的 70%,指垂体 ACTH 分泌过多,伴肾上腺皮质增生。垂体多有微腺瘤,也有未能发现肿瘤者。

(2)异位 ACTH 综合征,是由于垂体以外的恶性肿瘤产生 ACTH,刺激肾上腺皮质增生,分泌过量的皮质醇。最常见的是肺癌(约占 50%),其次是胸腺癌和胰腺癌(各约 10%),甲状腺髓样癌、鼻咽症等。

2.不依赖 ACTH 的库欣综合征

(1)肾上腺皮质腺瘤:占库欣综合征的 15%～20%。

(2)肾上腺皮质癌:约占库欣综合征的 5% 以下,病情重,进展快。

(3)不依赖 ACTH 的双侧肾上腺小结节性增生:患者血中 ACTH 低或检测不到,大剂量地塞米松不能抑制。发病机制与遗传和免疫有关。

(4)不依赖 ACTH 的双侧肾上腺大结节性增生:可能为抑胃肽促进皮质醇分泌,同时又反馈抑制垂体和下丘脑。

(四)临床表现

1.脂肪代谢障碍

向心性肥胖,多数为轻至中度肥胖、满月脸、水牛背、多血质、紫纹等。锁骨上窝脂肪垫。颊部及锁骨上窝堆积有特征性。

2.蛋白质代谢障碍

患者蛋白质分解加速、合成减少,以致负氮平衡状态,而引起皮肤弹性纤维断裂,可见微血管的红色紫纹。毛细血管脆性增加易有皮下淤血。肌萎缩及无力。骨质疏松,病理性骨折。

3.糖代谢障碍

有半数患者糖耐量减低,20％的有显性糖尿病,外周组织糖利用减少,肝糖输出增多,糖异生增加。

4.电解质紊乱

过多皮质醇致潴钠排钾,高血压,低血钾(去氧皮质铜盐皮质样作用)、水肿及夜尿增加,低血钾性碱中毒(异位 ACTH 综合征和肾上腺皮质癌)。

5.心血管病变

高血压常见,皮质醇和去氧皮质酮等增多是其主要原因。患者伴有动脉硬化和肾小动脉硬化,既是高血压的后果,又可加重高血压。

6.感染

长期皮质醇分泌增多使患者免疫功能减弱,患者容易感染某些化脓性细菌、真菌和病毒性疾病。因皮质醇增多使发热等机体防御反应被抑制,患者的感染征象往往不显著,易造成漏诊,后果严重。

7.造血系统及血液改变

大量的皮质醇使红细胞计数和血红蛋白含量偏高,且患者皮肤菲薄而呈多血质面容,白细胞总数及中性粒细胞增多,淋巴细胞和嗜酸性粒细胞减少。

8.性功能异常

女患者出现月经减少,不规则或停经表现,多伴有不孕、轻度脱毛、痤疮等。男患者性欲减退、阴茎缩小、睾丸变软、男性性征减少等。

9.神经、精神障碍

患者常有不同程度的精神、情绪变化,如情绪不稳定、有之快感、烦躁、失眠,严重者精神变态,个别可发生偏执狂。

10.皮肤色素沉着

异位 ACTH 综合征患者皮肤色素明显加深。

(五)实验室及其他检查

1.血浆皮质醇测定

血浆皮质醇水平增高且昼夜节律消失,早晨高于正常,晚上不显著低于早晨。

2.24h 尿 17-羟皮质类固醇、血游离皮质醇升高。

3.地塞米松抑制试验

小剂量地塞米松抑制试验,尿 17-羟皮质类固醇不能被抑制到对照值的 50％以下;大剂量地塞米松试验:能被抑制到对照值的 50％以下者病变多为垂体性,不能被抑制者可能为原发性肾上腺皮质肿瘤或异位 ACTH 综合征这是确诊库欣病的必须试验。

4.ATCH 试验

垂体性库欣病和异位 ACTH 综合征者有反应,原发性肾上腺皮质肿瘤者多数无反应。

5.影像学检查

括肾上腺超声检查、蝶鞍 X 线、垂体 CT、MRI 等检查可发现相应病变。

(六)治疗原则

1.库欣病:常采用手术、放射治疗或药物等方法来去除、破坏病灶或抑制肾上腺皮质激素的合成。

2.肾上腺肿瘤:经检查明确腺瘤部位后,手术切除可根治。

3.不依赖 ACTH 小结节性或大结节性双侧肾上腺增生,作双侧肾上腺切除术,术后作激素替代治疗。

4.异位 ACTH 综合征:应治疗原发性肿瘤,根据具体病情做手术、放疗和化疗。如不能根治,则需用肾上腺皮质激素合成阻滞药。

二、护理评估

(一)一般评估

1.患者主诉

如皮肤瘀斑、多血质、近端肌无力、乏力、抑郁、向心性肥胖、糖尿病、高血压或月经不规律等症状。

2.生命体征(T、P、R、BP)

生命体征基本正常。

3.相关记录

体重、饮食、皮肤、出入量等记录结果。

(二)身体评估

注意患者有无出现典型的满月脸、多血质、向心性肥胖、皮肤紫纹、痤疮、糖尿病倾向、高血压和骨质疏松等。

(三)心理-社会评估

患者在疾病治疗过程中的心理反应与需求,家庭及社会支持情况,引导患者正确配合疾病的治疗与护理。

(四)辅助检查结果评估

1.实验室检查

各型库欣综合征共有的糖皮质激素分泌异常—皮质醇分泌增多,失去昼夜分泌节律,且不能被小剂量地塞米松抑制。

2.ATCH 试验

垂体性库欣病和异位 ACTH 综合征者有反应,原发性肾上腺皮质肿瘤者多数无反应。

3.影像学检查

包括肾上腺超声检查、蝶鞍 X 线、垂体 CT、MRI 等检查可发现相应病变。

(五)主要用药的评估

主要用药为作用于下丘脑—垂体的神经递质:如赛庚啶、溴隐亭、奥曲肽、二氯二苯二氯乙烷等,多数药物作用缺乏特异性,效果一般。

(1)用药剂量、用药的方法(静脉注射、口服)的评估与记录。

(2)症状和体征改善,激素水平及生化指标恢复正常或接近正常,长期控制防止复发。

三、主要护理诊断/问题

1.活动无耐力

活动无耐力与蛋白质分解过多、肌肉萎缩有关。

2.自我形象紊乱

自我形象紊乱与库欣综合征引起身体外观改变有关。

3.体液过多

体液过多与糖皮质激素过多引起水钠潴留有关。

4.有感染的危险

感染与长期皮质醇分泌过多抑制免疫功能及高血糖引起的白细胞吞噬功能降低有关。

5.有受伤的危险

受伤与代谢异常引起钙吸收障碍,导致骨质疏松及疾病所致皮肤菲薄有关。

四、护理措施

(一)病情观察

向心性肥胖的表现,紫纹,满月脸的变化。有无咽痛、发热,注意观察注射部位皮肤,定期监测血压、血糖、血 K^+、Na^+、Cl^- 水平,询问患者睡眠情况。

(二)饮食护理

给予高蛋白、高维生素、低脂、低盐、含钾和钙丰富的饮食,含钾丰富的食品有菠菜橘子、香蕉、猕猴桃等,含钙丰富的食品有豆制品、牛奶、虾等。

(三)适当活动

鼓励患者做一些力所能及的活动,以增强完成日常自理活动的耐受性,减缓肌肉萎缩的进程。同时嘱其感到疲劳时,应适当休息。

(四)心理护理

鼓励患者表达自己的感受,耐心倾听患者的倾诉;对于其所表现出来的情绪反应,给予理解,避免一些刺激性的言行;安慰患者,向患者说明当激素水平控制至正常后,症状、体征即可消失;嘱患者的亲友关心、体贴患者,与护士一起帮助患者树立战胜疾病的信心。

(五)预防感染

对患者的日常生活进行保健指导,向患者及其家属说明保持皮肤、口腔、会阴等清洁卫生的重要性,注意保暖,预防上呼吸道感染。护理人员做到保持病室通风,温湿度适宜,并定期进行紫外线照射消毒;保持床单清洁、干燥。

(六)防止外伤、骨折、皮肤破损

保持地面清洁、干燥、无障碍物,以减少患者摔倒受伤的危险;经常巡视患者,及时满足生活需求;嘱患者穿柔软宽松的衣裤,不要系腰带;嘱其在活动中避免范围过大、运动量过强。

(七)健康教育

(1)为患者及其家属讲解本病各种症状、体征出现的原因以及各种治疗护理措施的依据及其重要性,使其能够自觉坚持饮食、饮水、活动、自我保护及治疗等要求。为了解治疗后机体激素水平,需定期复查。

(2)除肾上腺皮质腺瘤手术切除效果良好外,其他方法疗效均欠佳。如肾上腺切除术者约

10%的复发,且有 11%～15%的出现 Nelson 综合征;垂体放射治疗虽有较高治愈率,但并发症亦较多;经蝶窦显微外科,手术是治疗垂体性库欣综合征最重要的进展,但不适用于大腺瘤者。

五、护理效果评估

(1)患者相应的症状和体征有所改善。

(2)患者激素水平及生化指标恢复正常或接近正常。

(3)患者未发生皮肤破损、感染等并发症或发生时被及时发现和处理。

第三节　甲状腺疾病

一、单纯性甲状腺肿

单纯性甲状腺肿是指非炎症和非肿瘤原因引起的不伴有临床甲状腺功能异常的甲状腺肿。甲状腺可呈弥散性肿大或多结节肿大。本病可呈地方性分布,当人群单纯甲状腺肿的患病率超过 10%时,称为地方性甲状腺肿;也可呈散发性分布,发病率约为 5%。女性发病率是男性的 3～5 倍。

(一)病因及发病机制

1.地方性甲状腺肿

引起该病的主要原因是碘缺乏,故又称碘缺乏性甲状腺肿,多见于山区和远离海洋的地区。由于土壤、水源、食物中含碘量很低,不能满足机体对碘的需要,导致甲状腺激素的合成不足,反馈性刺激垂体分泌过多的 TSH,刺激甲状腺增生肥大。

2.散发性甲状腺肿

原因较为复杂,外源性因素包括致甲状腺肿物质、药物和摄碘过多。目前认为患者体内产生的甲状腺生长免疫球蛋白仅能刺激甲状腺细胞生长,但不引起甲状腺激素合成增加而出现单纯性甲状腺肿。内源性因素有先天性甲状腺激素合成障碍,从而引起甲状腺肿。

3.生理性甲状腺肿

在青春发育期、妊娠期、哺乳期,机体对甲状腺激素需要量增加,可因相对性缺碘而出现甲状腺肿。

(二)临床表现

患者一般无明显症状,查体可见甲状腺轻度、中度肿大,表面平滑,质软,无压痛。重度肿大的甲状腺可出现压迫症状,如压迫气管可出现咳嗽、呼吸困难;压迫食管可引起吞咽困难;压迫喉返神经引起声音嘶哑;胸骨后甲状腺肿压迫上腔静脉可出现面部青紫、水肿、颈部与胸部浅静脉扩张。

(三)护理

1.护理目标

身体外观逐渐恢复正常;没有并发症的发生或发生后及时得到处理。

2.护理措施

(1)一般护理:适当休息,劳逸结合。指导患者多进食海带、紫菜等含碘丰富的食物,避免过多食用花生、萝卜等抑制甲状腺激素合成的食物。

(2)病情观察:观察患者甲状腺肿大的程度、质地,有无结节及压痛,颈部增粗的进展情况及有无局部压迫的表现。

(3)用药护理。①补充碘剂:由于碘缺乏所致者,应补充碘剂,WHO 推荐的成年人每天碘摄入量为 $150\mu g$。在地方性甲状腺肿流行地区可采用碘化食盐防治。成年人,特别是结节性甲状腺肿患者,应避免大剂量碘治疗,以免诱发碘甲亢。由于摄入致甲状腺肿物质所致者,停用后甲状腺肿一般可自行消失。碘剂补充应适量,以免碘过量引起自身免疫性甲状腺炎和甲状腺功能减退症。②甲状腺肿的护理:甲状腺肿大明显的患者,可采用左甲状腺素($L-T_4$)或干甲状腺片口服。指导患者遵医嘱准确服药,不能随意增减量。观察甲状腺素治疗的效果和不良反应。如患者出现心动过速、呼吸急促、怕热多汗、食欲亢进、腹泻等甲状腺功能亢进症表现时,应及时通知医师并进行相应的处理。

(4)手术护理:有甲状腺肿压迫症状时,应积极配合医师进行手术治疗。

(5)心理护理:患者可因颈部增粗而有自卑心理及挫折感;由于疾病相关知识的缺乏,而怀疑肿瘤或癌变产生焦虑、恐惧的心理。护理中应向患者阐明单纯性甲状腺肿的病因和防治知识,与患者一起讨论引起甲状腺肿大的原因,使患者认识到经补碘等治疗后甲状腺肿可逐渐缩小或消失,消除患者的自卑与挫折感,正确认识疾病;帮助患者进行恰当的修饰打扮,改善其自我形象,树立战胜疾病的信心;积极与患者家属沟通,使家属能够给予患者心理支持。

(6)健康指导。①饮食指导:指导患者摄取含碘丰富的食物,并适当使用碘盐,以预防缺碘所致地方性甲状腺肿;避免摄入阻碍甲状腺激素合成的食物,如花生、菠菜、卷心菜、萝卜等。②用药指导:指导患者按医嘱服药,每天碘摄入量适当,必要时可用尿碘监测碘营养水平。当尿碘中位数(MUI)为 $100\sim200\mu g/L$ 时,是最适当的碘营养状态,当 $MUI>300\mu g/L$ 为碘过量。对需长期使用甲状腺制剂患者,应告知其要坚持长期服药,以免停药后复发。教会患者观察药物疗效及不良反应。避免摄入阻碍甲状腺激素合成的药物,如碳酸锂、硫氰酸盐保泰松等。③防治指导:在地方性甲状腺肿流行地区,开展宣传教育工作,指导患者补充碘盐,这是预防缺碘性地方性甲状腺肿最有效的措施。对青春发育期、妊娠期、哺乳期人群,应适当增加碘的摄入量。

3.护理评价

患者甲状腺肿大逐渐减轻,外观恢复正常;没有并发症的发生或发生后及时得到处理。

二、甲状腺功能亢进症

甲状腺功能亢进症简称甲亢,是指甲状腺腺体本身产生甲状腺激素过多而引起的甲状腺毒症。其病因包括弥散性毒性甲状腺肿(即 Graves 病)、结节性毒性甲状腺肿和甲状腺自主高功能腺瘤。下面重点阐述 Graves 病。

Graves 病(简称 GD,也称 Basedow 病、Parry 病)是一种伴甲状腺激素(TH)分泌增多的器官特异性自身免疫病。GD 是甲状腺功能亢进症最常见的病因,占全部甲亢的 80%～85%。普通人群的患病率约为 1%,女性显著高发,男女比例为(1:4)～6,高发年龄为 20～50 岁。

临床主要表现为甲状腺毒症、弥散性甲状腺肿、眼征和胫前黏液性水肿。

(一)病因及发病机制

目前公认本病的发生与自身免疫有关,属自身免疫性甲状腺病。

1.遗传因素

GD有明显的遗传倾向,目前发现它与人类白细胞抗原(HLA)类型有关。

2.免疫因素

GD的发病与甲状腺兴奋性自身抗体的关系十分密切。最明显的体液免疫特征是在患者血清中存在针对甲状腺细胞 TSH 受体的特异性自身抗体,即 TSH 受体抗体(TRAb)。TRAb 可与 TSH 受体结合,产生 TSH 的生物学效应,即甲状腺细胞增生、甲状腺激素合成及分泌增加。另外,在患者外周血及甲状腺内 T 淋巴细胞数量增多,功能发生改变。GD 浸润性突眼主要与细胞免疫有关。

3.环境因素

细菌感染、精神刺激、性激素、应激和锂剂等因素都可能对本病的发生发展有重要影响。

(二)临床表现

1.一般表现

多数患者起病缓慢,少数在精神创伤或感染等应激后急性起病。

(1)甲状腺毒症表现。①高代谢综合征:甲状腺激素分泌增多导致交感神经兴奋性增高和新陈代谢加速,患者常有疲乏无力、怕热多汗、多食善饥、体重显著下降等。②精神、神经系统:多言好动、紧张焦虑、焦躁易怒、失眠不安、记忆力减退、注意力不集中,手、眼睑震颤等。③心血管系统:心悸气短、心动过速(在静息或睡眠时心率仍增快是本病的特征性表现之一)、心尖部第一心音亢进。收缩压增高,舒张压降低致脉压增大,可出现周围血管征。合并甲亢性心脏病时可出现心律失常、心脏增大、心力衰竭。心律失常以心房颤动常见。④消化系统:稀便、排便次数增加,重者可有肝大、肝功能异常,偶有黄疸。⑤肌肉骨骼系统:主要是甲亢性周期性瘫痪,多见于青年男性。诱因包括剧烈运动、高糖类饮食、注射胰岛素等,病变主要累及下肢,有低钾血症。病程呈自限性,甲亢控制后可自愈。少数患者有甲亢性肌病,肌无力多累及近心端的肩脚和骨盆带肌群。⑥造血系统:周围血白细胞总数偏低,淋巴细胞比例增加、单核细胞增多等。⑦生殖系统:女性月经减少或闭经,男性有阳痿,偶有乳房发育。

(2)甲状腺肿:多呈弥散性、对称性甲状腺肿大,随吞咽动作上下移动;质地不等。无压痛;甲状腺上下极可有震颤或血管杂音。

(3)眼征。①单纯性突眼:与甲状腺毒症所致的交感神经兴奋性增高有关。表现为轻度突眼、瞬目减少、上眼睑挛缩、睑裂增宽、眼球辐辏不良等。②浸润性突眼:眼球突出明显,突眼度超过 18mm,与眶后组织的自身免疫炎症有关。患者常诉眼内异物感、复视、斜视、视力下降、视野缩小等;眼睑肿胀肥厚,结膜充血水肿;严重者眼球固定,角膜外露可形成溃疡或全眼球炎,甚至失明。

2.特殊临床表现及类型

(1)甲状腺危象是甲状腺毒症急性加重的一个综合征。①发病原因:可能与血液中 FT;水平增高,心脏和神经系统的儿茶酚胺激素受体数目增加、敏感性增强有关。②主要诱因:有感染、手术、放射性碘治疗、严重的药物反应、严重精神创伤、过量服用 TH 制剂、严重躯体疾病等。③临床表现：早期表现为原有甲亢症状的加重,包括高热(体温＞39℃)、心动过速(140～240 次/min)、伴心房颤动或心房扑动、烦躁不安、大汗淋漓、呼吸急促、厌食、恶心、呕吐、腹泻等,严重者导致虚脱、休克、嗜睡、谵妄或昏迷。

(2)淡漠型甲状腺功能亢进症多见于老年人。起病隐袭,高代谢综合征、眼征、甲状腺肿的表现均不明显。主要表现为明显消瘦、心悸、乏力、头晕、表情淡漠、腹泻、厌食等,常易发生误诊。

(3)亚临床甲状腺功能亢进症即血清 T_3、T_4 正常,但 TSH 降低。注意需在排除其他抑制 TSH 水平的疾病的前提下依赖实验室检查才能诊断,多为甲亢的早期或恢复期的表现。

(4)其他特殊类型：妊娠期甲状腺功能亢进症、三碘甲状腺原氨酸(T_3)型和甲状腺素(T_4)型甲状腺功能亢进症,以及甲状腺功能"正常"的 Graves 眼病。

(三)护理

1.护理目标

患者摄取的营养能够满足机体需要,体重增加;活动量逐步增加,活动时无明显不适;能正确认识疾病,主动有效地控制焦虑紧张情绪;能采用正确的保护眼睛的方法,不发生角膜损伤;不发生甲状腺危象。

2.护理措施

(1)一般护理。①环境和休息:患者应安置于安静、舒适、整洁的环境中,避免强光和噪音的刺激。轻症患者可照常工作和学习,但不宜紧张和劳累;病情重、心力衰竭或合并严重感染者应严格卧床休息。②饮食护理:为满足机体代谢亢进的需要,给予高热量、高蛋白、高维生素(尤其是复合 B 族维生素)及矿物质的饮食,增加瘦肉类、蛋类、奶类等优质蛋白以纠正体内的负氮平衡,两餐之间可加点心。每天饮水 2000～3000mL 以补充出汗、腹泻、呼吸加快等所丢失的水分,对有心脏病患者避免大量饮水,以防发生水肿和心力衰竭。避免进食辛辣刺激性的食物,禁用对中枢神经系统有兴奋作用的浓茶、咖啡等刺激性饮料。避免进食可增加肠蠕动及导致腹泻的高纤维类食物。避免食用含碘丰富的食物,如海带紫菜等,以免甲状腺激素合成增加。

(2)病情观察:观察患者的生命体征,测量患者清晨心率和血压,注意基础代谢率的变化,以判断甲亢的严重程度。观察患者出汗、大便次数、精神神经症状、体重、突眼、甲状腺肿大等情况。监测各种激素的结果,观察不典型甲亢的表现,及时发现特殊类型的甲亢。注意观察有无甲状腺危象的发生,当患者出现原有症状加重高热、心率增快、大汗淋漓、腹泻、严重乏力时,应立即与医师联系进行处理。

(3)眼部护理:由于高度突眼,球结膜和角膜暴露,易受外界刺激引起充血、水肿,继而感染,因此必须采取保护措施。①佩戴有色眼镜,以防光线刺激、灰尘、异物的侵害;复视者戴单侧眼罩。②经常用眼药水湿润眼睛,避免过度干燥;睡前涂抗生素眼膏,用无菌生理盐水纱布覆盖双眼,防治结膜炎和角膜炎。③睡眠或休息时,抬高头部,限制钠盐摄入,遵医嘱使用利尿剂,以减轻球后组织水肿。④指导患者在眼睛有异物感、刺痛或流泪时,勿用手直接揉搓眼睛。⑤按医嘱使用免疫抑制剂、左甲状腺素片等,以减轻浸润性突眼。⑥定期到眼科检查角膜,一且发生角膜溃疡或全眼球炎时,应配合医师作相应处理。

(4)用药护理。①抗甲状腺药物(ATD):护士应指导患者正确用药。抗甲状腺药物起效慢,一般在用药4周左右后才开始有效,且对已合成的甲状腺激素无作用,因此应告知患者,以免患者在用药后不见即时疗效而心生疑虑,加重心理负担。告知患者ATD应按初治期、减量期和维持期的不同剂量服用,总疗程在1.5~2年以上,患者不可自行减量或停药。ATD的主要不良反应有粒细胞减少和皮疹。粒细胞减少主要发生在治疗开始后的2~3个月内,故开始时需每周检查血白细胞1次,以后每2~4周检查1次。服药过程中,如患者出现发热、咽痛等粒细胞减少的症状,白细胞低于3×10^9/L或中性粒细胞低于1.5×10^9/L,应立即停药并与医师联系处理。药疹亦较常见,可用抗组胺药控制,不必停药,如皮疹加重,应立即停药,以免发生剥脱性皮炎。此外,胆汁淤积性黄疸、血管神经性水肿、中毒性肝炎、急性关节痛等不良反应较为罕见,如发生应立即停药并与医师联系处理。②普萘洛尔:通过阻断β-受体和减少活性激素T_3的生成,起到迅速改善心悸、紧张、震颤等症状的作用。用药过程中要注意观察心率,以防心动过缓。有哮喘病史的患者禁用。③甲状腺片:用于ATD治疗过程中,症状缓解但甲状腺反而增大或突眼加重的患者。通过稳定下丘脑—垂体—甲状腺轴的功能而起作用,避免T_3、T_4减少后对TSH的反馈抑制减弱。用药从小剂量开始,尤其对冠心病患者应控制好剂量,防止剂量过大引起心绞痛。用药后注意观察患者的心率有无明显增快。

(5)放射碘(RAI)治疗护理。①放射碘服用方法:指导患者在治疗前和治疗后1个月避免服用含碘的食物(如海带)和药物。应按医嘱空腹服用^{131}I,服药后2h内不吃固体食物,以免引起呕吐而造成^{131}I的丢失;服药后24h内避免咳嗽、咳痰,以减少^{131}I的丢失;服药后的2~3日,饮水量应达到每天2000~3000mL,从而增加尿量;服药后第1周避免用手按压甲状腺。②排泄物及用物的处理:患者的衣服、被褥、用具、排泄物等须单独存放,待放射作用消失后再做清洁处理,以免污染环境,在处理患者的物品及排泄物时戴手套,以免造成自身伤害。③病情监测:密切观察病情,定期监测甲状腺功能,以尽早发现甲状腺功能减退、甲状腺危象、放射性甲状腺炎或浸润性突眼加重等并发症,如患者有高热、心动过速、大量出汗、神经过度兴奋等,需考虑有发生甲状腺危象的可能,及时与医师联系,并做好抢救准备。

(6)甲状腺危象的抢救配合:祛除诱因,积极治疗甲亢是预防甲状腺危象的关键,尤其是做好防治感染和充分的术前准备工作。①安置患者于安静、室温偏低的病室中,绝对卧床休息,避免一切不良刺激。烦躁不安者,按医嘱给予镇静剂。呼吸困难时取半卧位,立即给氧。②给予高热量、高蛋白、高维生素饮食和足够的液体入量。对严重呕吐、腹泻和大量出汗患者应通过口服或静脉及时补充足量的液体,以维持体液平衡。③密切观察患者的生命体征、意识状态、心肾功能的变化,监测24h液体出入量。④躁动不安者使用床栏保护患者安全;昏迷者加强皮肤、口腔护理,定时翻身,防止压疮、肺炎的发生。高热者迅速采取物理降温措施,如降温效果不佳时,应尽快配合使用异丙嗪、哌替啶静脉滴注施行人工冬眠降温。避免使用乙酰水杨酸类药物。⑤甲状腺危象首选PTU抑制TH合成,护士应及时准确按医嘱使用PTU和碘剂。注意碘剂过敏反应。如出现口腔黏膜发炎、恶心、呕吐、腹泻、鼻出血等症状,应立即停药并通知医师处理。⑥上述治疗效果不满意时,可选用血液透析、腹膜透析或血浆置换等措施降低血TH浓度。

(7)心理护理:观察患者的精神情绪状态,如有无激动易怒、敏感多疑现象。关心体贴患者,与患者交流时态度和蔼,避免刺激性语言。鼓励患者表达出内心的感受,理解和同情患者,避免使其情绪不安;告诉患者突眼、甲状腺肿大等体态变化在疾病得到控制后会得到改善,以解除患者焦虑,使其积极配合治疗;了解患者的家庭与工作环境,与家人同事之间的关系等,向患者家属、同事和同室病友解释患者紧张易怒的行为是暂时性的,会因有效治疗而改善。帮助患者建立舒畅愉快的生活氛围;设计简单的团体活动,鼓励患者参与,以免社交障碍产生焦虑。指导和帮助患者正确处理生活突发事件;患者焦虑严重时,可遵医嘱适当给予镇静药物如地西泮等来缓解患者焦虑的情绪。

(8)健康指导。①疾病宣教:告知患者有关甲亢的相关知识、眼睛的保护方法和饮食的选择,使患者学会自我护理。上衣领宜宽松,避免压迫甲状腺,严禁用手挤压甲状腺以免甲状腺激素分泌过多,从而加重病情。②生活指导:指导患者合理地安排工作和休息,保持身心愉快,避免过度劳累和精神刺激。鼓励家属与患者建立良好家庭关系,以减轻患者的精神压力。给予高热量、高蛋白、高维生素及矿物质的饮食,每天饮水量在 2000～3000mL。忌食含碘多的食物,不吸烟,不喝咖啡、浓茶等兴奋性饮料。③用药指导:患者应坚持长期服药,并按时按量服用,不可随意减量和停药。④定期复查:服用抗甲状腺药物者每周查血常规 1 次,每隔 1～2 个月做甲状腺功能测定,每天清晨卧床时自测脉搏,定期测量体重,脉搏减慢、体重增加是治疗有效的标志。若出现高热、恶心呕吐、腹泻、突眼加重等警惕发生甲状腺危象的可能,应及时就诊。⑤妊娠期甲亢指导:告知患者积极避免对孕妇及胎儿造成影响的因素;应选择抗甲状腺药物控制甲亢,禁用[131]I 治疗,慎用普萘洛尔;产后如需继续服药者,则不宜哺乳。

3.护理评价

患者能合理饮食,高代谢状态缓解,体重恢复至正常范围;活动耐力较前增加,活动时无不适感;保持正常的人际交往,焦虑紧张情绪缓解或消失;能主动保护自己的眼睛,无结膜炎、角膜炎或溃疡的发生;病情得到控制,未发生甲状腺危象。

三、甲状腺功能减退症

甲状腺功能减退症简称甲减,是由各种原因导致的低甲状腺激素血症或机体对甲状腺激素抵抗而引起的全身性低代谢综合征,其病理特征为黏液性水肿。甲减分类方法有两种:根据病变部位分为甲状腺病变引;起的原发性甲减、垂体病变引起的继发性甲减和下丘脑病变引起的三发性甲减;根据病变原因分为药物性甲减、[131]I 治疗后甲减、手术后甲减和特发性甲减等。以下重点介绍成人原发性甲减。

(一)病因及发病机制

成人原发性甲减占成人甲减的 90%～95%,病因包括自身免疫损伤引起自身免疫性甲状腺炎;手术、放射碘治疗引起甲状腺破坏;摄碘过量诱发和加重自身免疫性甲状腺炎;锂盐、硫脲类等抗甲状腺药物所致的甲减。

(二)临床表现

1.一般表现

患者易疲劳、怕冷、体重增加、记忆力减退、反应迟钝、嗜睡、精神抑郁等。体检可见表情淡漠,面色苍白,皮肤干燥发凉、粗糙脱屑,眼睑、颜面和手皮肤水肿,毛发稀疏,眉毛外 1/3 脱落。

因高胡萝卜素血症,

手足皮肤呈姜黄色。

2.肌肉与关节

患者肌肉软弱乏力,可有暂时性肌强直、痉挛、疼痛等,部分肌肉可出现进行性肌萎缩。

3.心血管系统

表现为心动过缓、心排出量下降,易并发冠心病等。

4.消化系统

患者有厌食、腹胀、便秘等,严重者出现麻痹性肠梗阻或黏液水肿性巨结肠。

5.血液系统

患者可出现贫血,因甲状腺激素缺乏引起血红蛋白合成障碍或铁、叶酸、维生素 B_{12} 吸收障碍而导致。

6.内分泌系统

女性常月经过多或闭经,部分患者有溢乳。

7.黏液性水肿昏迷

黏液性水肿昏迷见于病情严重者。其诱因有寒冷、感染、手术、严重躯体疾病、中断甲状腺激素替代治疗和使用麻醉、镇静剂等。临床表现为嗜睡、低体温(体温<35℃)、呼吸减慢、心动过缓、血压下降、四肢肌肉松弛、反射减弱或消失,甚至昏迷、休克,心肾功能不全而危及患者生命。

(三)护理

1.护理目标

患者能够保持大便通畅,不发生便秘;体温恢复正常;皮肤能够保持完整性,无受损;能够进行正常的社交;无并发症的发生。

2.护理措施

(1)一般护理。①环境安排:室温在 22～23℃,加强保暖。避免病床靠窗,以免患者受凉。②饮食护理:给予高蛋白、高维生素、低钠、低脂肪饮食,细嚼慢咽,少量多餐,食物注重色、香、味,以增加患者的食欲。因桥本甲状腺炎所致甲状腺功能减退症者应避免摄取含碘食物和药物,以免诱发严重黏液性水肿。③保持大便通畅:指导患者每天定时排便,养成规律排便的习惯。为卧床患者创造良好的排便环境。指导患者促进便意的技巧,如适当按摩腹部,或以手指按摩肛门四周括约肌,以促进胃肠蠕动而促进排便。指导患者每天进行适度的运动,如散步、慢跑等。多进粗纤维食物,如蔬菜、水果等。必要时根据医嘱给予轻泻剂。④皮肤护理:皮肤干燥、粗糙时,可局部涂抹乳液和润肤油以保护皮肤。洗澡时避免使用肥皂。协助患者按摩受压部位,经常翻身或下床活动,避免血液循环不良而导致压疮。

(2)病情观察:①观察神志、体温、脉搏、呼吸、血压的变化,每天记录患者体重。患者若出现体温低于 35℃、呼吸浅慢、心动过缓、血压降低、嗜睡等表现,或出现口唇发绀、呼吸深长、喉头水肿等黏液性水肿昏迷的症状,应迅速建立静脉通路,立即通知医师并积极配合抢救。②注意黏液性水肿变化,每天观察皮肤弹性与水肿情况,及服药后改善情况。观察皮肤有无发绀、发红、起水疱或破损等。③观察大便的次数、性质量的改变,观察有无腹胀、腹痛等麻痹性肠梗阻的表现。

（3）用药护理：本病一般不能治愈，需终生替代治疗。替代治疗首选左甲状腺素（L-T$_4$）口服。遵医嘱从小剂量开始，逐渐增加至维持剂量，注意个体差异，避免剂量过大诱发和加重冠心病、引起骨质疏松。指导患者按时服用药物，观察药物疗效及服用过量的症状。如出现多食消瘦、发热、脉搏＞100 次/min、大汗、情绪激动等情况时，提示用药过量，应及时报告医师。替代治疗最佳的效果为血 TSH 恒定在正常范围内。长期替代者应每 6～12 个月检测 1 次。对有高血压、心脏病、肾炎患者，应特别注意剂量的调整，不能随意增减剂量。同时服用利尿剂时，需记录液体出入量。

（4）黏液性水肿昏迷的护理：积极配合医生做好如下处理。①立即补充甲状腺激素，首选 L-T$_3$ 静脉注射，至患者症状改善、清醒后改为口服。②保温，给氧，保持呼吸道通畅，必要时行气管插管或气管切开。③氢化可的松持续静脉滴注，待患者清醒及血压稳定后逐渐减量。④遵医嘱根据需要补液，但入液量不宜过多。⑤控制感染，抢救休克、昏迷。

（5）心理护理。①心理评估：评估患者有无焦虑抑郁等心理反应；患者参与社交活动的能力，家人对疾病的理解及接受程度。②建立良好的护患关系：安排安静及安全的环境，尽可能安排单人病房和固定的医护人员照顾患者，以减少环境的压力与刺激；多与患者沟通，关心患者；鼓励患者倾诉自己的想法，说出对自己外观及性格改变的感受，及时给予鼓励，使患者保持乐观的情况和受到重视；鼓励患者家属及亲友多与患者沟通，理解患者的行为，提供心理支持，使患者感到温暖和关怀，从而增强自信心。③活动安排：帮助患者制订活动计划，由简单活动开始，逐渐增加活动量或复杂的活动。鼓励患者做简单的家务事，给予较多的时间学习自我照顾的技巧。鼓励患者多参与社交活动，并多与患有相同疾病且病情已改善的病友交流，以降低社交障碍的危机。

（6）健康指导：①告知患者发病原因及注意事项，如药物引起者应调整剂量和停药；注意个人卫生，冬季要注意保暖，避免到公共场所，以预防感染和创伤。慎用镇静、安眠、麻醉、止痛等药物。②对需终生替代治疗者，向其解释终生服药的重要性和必要性，不可随意停药或变更剂量。否则可能导致心血管疾病，如心肌缺血、梗死或心力衰竭。告知患者甲状腺激素服用过量的症状，指导其进行自我监测。③给患者讲解甲减发生的原因、表现及黏液性水肿发生的原因，使患者学会自我观察病情。若出现低血压、心动过缓、体温降低（体温＜35℃）等，应立即就诊。

3.护理评价

患者大便保持通畅，未发生便秘；体温恢复正常；皮肤保持完整，未发生受损；能够进行正常的社会交往；未发生黏液性水肿昏迷。

第四节　尿崩症

尿崩症是由于抗利尿激素缺乏，或肾远曲小管对抗利尿激素敏感性降低，致肾小管重吸收水的功能障碍，从而引起多尿、烦渴、多饮与尿比重低的一种疾病。以中枢尿崩症（或神经源性尿崩症）最常见。本病是由于下丘脑－神经垂体部位的病变所致（部分病例无明显诱因）。该病可发生于任何年龄,但以青少年多见。尿崩症分为特发性和继发性两种类型,前者病因不明,后者多为下丘脑－神经垂体部位的病变所引起。常见病因有下丘脑和垂体的肿瘤、颅脑外伤、手术、颅内感染、浸润性病变等。

一、临床表现

(一)主要症状

1.尿量增多

尿量 5～10L/24h,最多可达 18L,夜尿多。

2.尿比重降低

常在 1.005 以下,尿色淡如清水。

3.烦渴多饮

喜冷饮,一般摄入水量约等于排出水量。

4.中枢系统症状

肿瘤、颅脑外伤及手术累及口渴中枢时,除头痛、视力改变、嗜睡等症状外,也可出现谵妄、痉挛、呕吐等。

5.意识不清

严重失水未及时补充,可出现意识不清,血浆渗透压与血清钠浓度明显升高,甚至死亡。

(二)辅助检查

1.尿液检查

尿量多在 4L/d 以上;尿比重多小于或等于 1.005;尿渗透浓度(压)小于 300mmol/L。

2.血渗透浓度(压)

血浆渗透浓度可高于 300mol/L(正常参考值为 280～295mol/L)。

3.禁水－加压素试验

禁水－加压素试验是最常见的有助于诊断垂体性尿崩症的功能试验。

4.影像学检查

因肿瘤、浸润性疾病所致尿崩症宜摄头颅平片、CT、磁共振成像检查等。

二、治疗原则

(一)激素替代治疗

补充抗利尿激素制剂,如鞣酸加压素油剂(长效尿崩停),每毫升加压素 5 单位,从 0.1mL 开始肌内注射,后逐渐增大剂量,作用可维持 2～5d,甚或 10d。1-脱氨基-8-右旋精氨酸加压素每次 5～10μg,鼻腔喷雾或滴入,2 次/d。

(二)口服抗利尿药物

已发现氢氯噻嗪(双氢克尿塞)、氯磺丙脲、卡马西平、弥凝片等药物用于尿崩症患者可有不同程度抗利尿作用,但存在个体差异。可联合两种药物同时服用,以增强疗效,可交替使用,并注意药物不良反应。

(三)病因治疗

因肿瘤引起者,宜酌情选择手术或放射治疗。

三、护理

(一)一般护理

1.保证休息时间

患者夜间多尿，白天容易疲倦，要注意保持安静环境，有利于患者休息。

2.心理护理

由于尿量增多，烦渴多饮，影响休息、工作，患者多有紧张情绪，焦虑、睡眠差、烦躁不安，应向其介绍疾病有关知识，给予安慰鼓励，生活上给予照顾，使之保持心情舒畅，积极地配合检查治疗。

3.供水要及时

对于多尿、多饮者，应根据患者的需要备好足够的温开水，防止脱水。

4.记出入量

每天准确记录尿量、饮水量，测体重，并仔细观察尿色、比重及电解质、血渗透压情况。

5.防止脱水

注意观察有无脱水症状，一旦发现及时报告医师尽早补液。

6.防止便秘

有便秘者，尽早预防，按医嘱可口服缓泻剂、开塞露塞肛或采用热敷腹部、灌肠等措施，保持大便通畅。

7.给予易消化饮食

进食易消化、少刺激、营养丰富、含水多的膳食。

8.保持皮肤、黏膜的清洁

防止感染。

9.观察药物疗效及不良反引发

(1)鞣酸加压素(油剂)注射前须加温并充分摇匀，行深部肌内注射。注射后观察疗效及不良反应，特别注意有无头痛、血压升高、腹痛等水中毒表现。

(2)治疗部分性垂体尿崩症，给予双氢克尿塞时忌饮咖啡；应用卡马西平时注意观察有无白细胞减少、肝损害、嗜睡、眩晕、皮疹等不良反应。

(二)观察要点

(1)观察患者尿量、尿比重、饮水量和体重，观察 24h 出入量是否平衡，对入量明显少于出量者，要每天称体重。

(2)观察患者有无体重及血压下降、心率加快、头痛、恶心呕吐、烦躁、胸闷、神志模糊、虚脱、昏迷等脱水症状及高渗综合征。

(3)观察饮食情况，有无食欲匮乏、便秘、发热、睡眠不佳、皮肤干燥等症状。

(4)观察血渗透压、血清钠、钾的变化。

(三)禁水—加压素试验方法与护理

1.方法

试验前测体重、血压、尿量、尿比重、尿渗透压。以后每小时排尿，测尿量、尿比重、尿渗透压、体重、血压等，至尿量无变化，尿比重及渗透压持续两次不再上升为止。抽血测定血浆渗透压,并皮下注射抗利尿激素 5 单位,每小时再收集尿量,测尿比重、尿渗透浓度 1~2 次。一般禁水需 8~12h 以上。

2.护理

行禁水加压素试验时,应严密观察体重、血压、神志等变化。当有极度口渴、烦躁不安、血压下降、体重减轻 3kg 以上时,应终止试验,立即遵医嘱肌内注射垂体后叶素 5 单位,嘱患者缓慢饮水,以防水中毒。

(四)家庭护理

(1)由于尿多,多饮,所以要嘱患者在身边备足温开水。

(2)帮助患者了解疾病知识,保持乐观情绪,增强治疗疾病信心。

(3)指导患者正确记录尿量、饮水量及体重的变化。

(4)严格遵医嘱服药,不擅自停药或增加药的剂量。

(5)保持皮肤清洁卫生,注意休息,避免劳累,适当进行体格锻炼。

(6)门诊定期随访。

第五节　肥胖症

肥胖症指体内脂肪堆积过多和(或)分布异常、体重增加,是包括遗传和环境因素在内的多种因素相互作用所引起的慢性代谢性疾病。肥胖症分单纯性肥胖症和继发性肥胖症两大类。临床上无明显内分泌及代谢性病因所致的肥胖症,称单纯性肥胖症。若作为某些疾病的临床表现之一,称为继发性肥胖症,约占肥胖症的 1%。据估计,在西方国家成年人中,约有半数人超重和肥胖。

一、病因与发病机制

病因未明,被认为是包括遗传和环境因素在内的多种因素相互作用的结果。总的来说,脂肪的积聚是由于摄入的能量超过消耗的能量。

1.遗传因素

肥胖症有家族聚集倾向,但遗传基础未明,也不能排除共同饮食、活动习惯的影响。

2.中枢神经系统

体重受神经系统和内分泌系统双重调节,最终影响能量摄取和消耗的效应器官而发挥作用。

3.内分泌系统

肥胖症患者均存在血中胰岛素升高,这说明高胰岛素血症可引起多食和肥胖。

4.环境因素

通过饮食习惯和生活方式的改变,如坐位生活方式、体育运动少、体力活动不足使能量消耗减少、进食多、喜甜食或油腻食物,使摄入能量增多。

5.其他因素

(1)与棕色脂肪组织(BAT)功能异常有关:由于棕色脂肪组织产热代谢功能低下,使能量消耗减少。

（2）肥胖症与生长因素有关：幼年起病者多为增生型或增生肥大型，肥胖程度较重，且不易控制；成年起病者多为肥大型。

（3）调定点说：肥胖者的调定点较高，具体机制仍未明了。

二、临床表现

肥胖症可见于任何年龄，女性较多见。多有进食过多和（或）运动不足，肥胖家族史。引起肥胖症的病因不同，其临床表现也不相同。

1.体型变化

脂肪堆积是肥胖的基本表现。脂肪组织分布存在性别差异，通常男性型主要分布在腰部以上，以颈项部、躯干部为主，称为苹果型，又称内脏型。女性型主要分布在腰部以下，以下腹部、臀部、大腿部为主，称为梨型。

2.心血管疾病

肥胖患者血容量、心排出量均较非肥胖者增加而加重心脏负担，引起左心室肥厚、扩大；心肌脂肪沉积导致心肌劳损，易发生心力衰竭。由于静脉回流障碍，患者易发生下肢静脉曲张、栓塞性静脉炎和静脉血栓形成。

3.内分泌与代谢紊乱

常有高胰岛素血症、动脉粥样硬化、冠心病及生长激素低等，且糖尿病发生率明显高于非肥胖者。

4.消化系统疾病

胆石症、胆囊炎发病率高，慢性消化不良、脂肪肝、轻至中度肝功能异常较常见。

5.呼吸系统疾病

由于胸壁肥厚，腹部脂肪堆积，使腹内压增高、横膈升高而降低肺活量，引起呼吸困难。严重者导致缺氧、发绀、高碳酸血症，可发生肺动脉高压和心力衰竭。还可引起睡眠呼吸暂停综合征及睡眠窒息，偶见猝死。

6.其他

恶性肿瘤发生率升高，如女性子宫内膜癌、乳腺癌；男性结肠癌、直肠癌、前列腺癌发生率均升高。因长期负重易发生腰背及关节疼痛。皮肤皱褶易发生皮炎、擦烂、并发化脓性或真菌感染。

三、医学检查

肥胖症的评估包括测量身体肥胖程度、体脂总量和脂肪分布，其中后者对预测心血管疾病危险性更为准确。常用测量方法如下。

1.体质指数（BMI）

测量身体肥胖程度，BMI＝体重（kg）/ $[身长（m）]^2$，是诊断肥胖症最重要的指标。我国成年人 BMI 值≥24 为超重，≥28 为肥胖。

2.腰围（WC）

目前认为测定腰围更为简单可靠，是诊断腹部脂肪积聚最重要的临床指标。WHO 建议男性 WC＞94cm、女性 WC＞80cm 为肥胖。中国肥胖问题工作组建议，我国成年男性

WC≥85cm、女性 WC≥80cm 为腹部脂肪积蓄的诊断界限。

3.腰臀比(WHR)

反映内脏脂肪分布。腰围测量髂前上棘和第 12 肋下缘连线的中点水平,臀围测量环绕臀部的骨盆最突出点的周径。正常成人 WHR 男性<0.90,女性<0.85,超过此值为中央型(又称腹内型或内脏型)肥胖。

4.CT 或 MRI

计算皮下脂肪厚度或内脏脂肪量。

5.其他

身体密度测量法、生物电阻抗测定法、双能 X 线(DEXA)吸收法测定体脂总量等。

四、诊断要点

目前国内外尚未统一。根据病史、临床表现和判断指标即可诊断。在确定肥胖后,应鉴别单纯性或继发性肥胖症,并注意肥胖症并非单纯体重增加。

五、治疗

治疗要点:减少热量摄取、增加热量消耗,强调以行为、饮食、运动为主的综合治疗。

1.行为治疗

教育患者采取健康的生活方式,改变饮食和运动习惯,并自觉地长期坚持是肥胖症治疗首要措施。

2.营养治疗

轻度肥胖者控制总进食量,采用低热卡、低脂肪饮食。中度肥胖更须严格控制总热量,对肥胖患者应制订能为之接受、长期坚持下去的个体化饮食方案,使体重逐渐减轻到适当水平,再继续维持。

3.体力活动和体育运动

体力活动和体育运动与医学营养治疗相结合,并长期坚持,尽量创造多活动的机会、减少静坐时间,鼓励多步行。运动方式和运动量应适合患者具体情况,注意循序渐进,有心血管并发症和肺功能不好的患者必须更为慎重。

4.药物治疗

长期用药可能产生药物不良反应及耐药性,因而选择药物必须十分慎重,减重药物应根据患者个体情况在医生指导下应用。

5.外科治疗

外科治疗仅用于重度肥胖、减重失败、又有严重并发症者。对伴有糖尿病、高血压和心肺功能疾病的患者应给予相应监测和处理。可选择使用吸脂术、切脂术和各种减少食物吸收的手术,如空肠回肠分流术、胃气囊术、小胃手术或垂直结扎胃成形术等。

6.继发性肥胖

应针对病因进行治疗。

六、护理诊断/问题

1.营养失调

营养失调与能量摄入和消耗失衡有关。

2.身体意像紊乱

身体意像紊乱与肥胖对身体外形的影响有关。

3.有感染的危险

感染与机体抵抗力下降有关。

七、护理措施

1.安全与舒适管理

肥胖症患者的体育锻炼应长期坚持,并提倡进行有氧运动,包括散步、慢跑、游泳、跳舞、太极拳、球类活动等,运动方式根据年龄、性别、体力、病情及有无并发症等情况确定。

(1)评估患者的运动能力和喜好。帮助患者制订每天活动计划并鼓励实施,避免运动过度和过猛。

(2)指导患者固定每天运动的时间。每次运动 30～60min,包括前后 10min 的热身及整理运动,持续运动 20min 左右。如出现头昏、眩晕、胸闷或胸痛、呼吸困难、恶心、丧失肌肉控制能力等应停止活动。

2.饮食护理

(1)评估。评估患者肥胖症的发病原因,仔细询问患者单位时间内体重增加的情况,饮食习惯,了解患者每天进餐量及次数,进食后感觉和消化吸收情况,排便习惯。有无气急、行动困难、腰痛、便秘、怕热、多汗头晕、心悸等伴随症状及其程度。是否存在影响摄食行为的精神心理因素。

(2)制订饮食计划和目标。与患者共同制订适宜的饮食计划和减轻体重的具体目标,饮食计划应为患者能接受并长期坚持的个体化方案,护士应监督和检查计划执行情况,使体重逐渐减轻(每周降低 0.5～1kg)直到理想水平并保持。①热量的摄入:采用低热量、低脂肪适量优质蛋白饮食,控制每天总热量的摄入。②采用混合的平衡饮食,合理分配营养比例,进食平衡饮食:饮食中蛋白质占总热量的 15%～20%,糖类占 50%～55%,脂肪占 30% 以下。③合理搭配饮食:饮食包含适量优质蛋白质、复合糖类(如谷类)、足量的新鲜蔬菜(400～500g/d)和水果(100～200g/d)、适量维生素含复杂糖类及微量营养素。④养成良好的饮食习惯:少食多餐、细嚼慢咽、蒸煮替代煎炸、粗细搭配、少脂肪多蔬菜、多饮水、停止夜食及饮酒、控制情绪化饮食。

3.疾病监测

定期评估患者营养状况和体重的控制情况,观察生命体征、睡眠、皮肤状况,动态观察实验室有关检查的变化。注意热量摄入过低可引起衰弱、脱发、抑郁、甚至心律失常,应严密观察并及时按医嘱处理。对于焦虑的患者,应观察焦虑感减轻的程度,有无焦虑的行为和语言表现;对于活动无耐力的患者,应观察活动耐力是否逐渐增加,能否耐受日常活动和一般性运动。

4.用药护理

对使用药物辅助减肥者,应指导患者正确服用,并观察和处理药物的不良反应。①服用西布曲明患者可出现头痛、口干、畏食、失眠、便秘、心率加快,血压轻度升高等不良反应,故禁用于冠心病、充血性心力衰竭、心律失常和脑卒中的患者。②奥利司他主要不良反应为胃肠胀气、大便次数增多和脂肪便。由于粪便中含有脂肪多而呈烂便、脂肪泻、恶臭,肛门常有脂滴溢出而容易污染内裤,应指导患者及时更换,并注意肛周皮肤护理。

5.心理护理

鼓励患者表达自己的感受;与患者讨论疾病的治疗及预后,增加战胜疾病的信心;鼓励患者自身修饰;加强自身修养,提高自身的内在气质;及时发现患者情绪问题,及时疏导,严重者建议心理专科治疗。

八、健康指导

1.预防疾病

加强患者的健康教育,特别是有肥胖家族史的儿童,妇女产后及绝经期,男性中年以上或病后恢复期尤应注意。说明肥胖对健康的危害,使其了解肥胖症与心血管疾病、高血压、糖尿病、血脂异常等密切相关。告知肥胖患者体重减轻 5%～10%,就能明显改善以上与肥胖相关的心血管病危险因素以及并发症。

2.管理疾病

向患者宣讲饮食、运动对减轻体重及健康的重要性,指导患者坚持运动,并养成良好的进食习惯。

3.康复指导

运动要循序渐进并持之以恒,避免运动过度或过猛,应因人而异,量力而行;患者运动期间,应合理控制饮食;运动时注意安全,运动时有家属陪伴。

第四章　泌尿系统疾病的护理

第一节　肾盂肾炎

肾盂肾炎是由各种病原微生物感染所引起的肾盂、肾盏及肾实质的感染性炎症,是泌尿系感染中最常见的临床类型。肾盂肾炎为上尿路感染,尿道炎和膀胱炎为下尿路感染,而肾盂肾炎常伴有下尿路感染,临床上在感染难以定位时可统称为尿路感染。本病好发于女性,尤多见于育龄期妇女、女婴、老年女性和免疫功能低下者。

一、病因及诊断检查

(一)致病因素

1.病因

尿路感染最常见的致病菌是肠道革兰阴性杆菌,其中以大肠埃希菌最常见,占 70% 以上,其次为副大肠埃希菌、变形杆菌、克雷白杆菌、产气杆菌、沙雷杆菌、产碱杆菌和葡萄球菌等。致病菌常为 1 种,极少数为两种以上细菌混合感染。偶可由真菌、病毒和原虫感染引起。

2.易感因素

由于机体具有多种防御尿路病原微生物感染发生的机制,因此正常情况下细菌进入膀胱不会引起肾盂肾炎的发生。主要易感因素如下。

(1)尿路梗阻和尿流不畅:是最主要的易感因素,以尿路结石最常见。尿路不畅时,尿路的细菌不能被及时冲刷清除出尿道,在局部生长和繁殖,易引起肾盂肾炎。

(2)解剖因素:女性尿道短直而宽,尿道口距肛门、阴道较近,易被细菌污染,故易发生上行感染。

(3)尿路器械操作:应用尿道插入性器械时,如留置导尿管和膀胱镜检查、尿道扩张等可损伤尿道黏膜,或使细菌进入膀胱和上尿路而致感染。

(4)机体抵抗力低下:糖尿病重症肝病、癌症晚期、艾滋病、长期应用激素和免疫抑制药等均易发生尿路感染。

3.感染途径

(1)上行感染:为最常见的感染途径,病原菌多为大肠埃希菌,以女性多见。细菌由尿道外口经膀胱、输尿管逆流上行到肾盂,引起肾盂炎症,再经肾盏、肾乳头至肾实质。

(2)血行感染:致病菌多为金黄色葡萄球菌。病原菌从体内感染灶如扁桃体炎、鼻窦炎、龋齿或皮肤化脓性感染等侵入血流,到达肾皮质引起多发性小脓肿,再沿肾小管向下扩散至肾乳头、肾盂及肾盏,引起肾盂肾炎。

(3)淋巴道感染:病原菌从邻近器官的病灶经淋巴管感染。

(4)直接感染:外伤或肾、尿路附近的器官与组织感染,细菌直接蔓延至肾引起肾盂肾炎。

(二)身体状况

按病程和病理变化可将肾盂肾炎分为急性和慢性两型。

1.急性肾盂肾炎

(1)起病急剧,病程不超过半年。

(2)全身表现:常有寒战、高热,体温升高达 38.5～40℃,常伴有全身不适、头痛、乏力、食欲缺乏、恶心、呕吐等全身症状。

(3)泌尿系统表现:可有腰痛、肾区不适和尿路刺激征,上输尿管点或肋腰点压痛,肾区叩击痛。重者尿外观混浊,呈脓尿、血尿。

2.慢性肾盂肾炎

急性肾盂肾炎反复发作,迁延不愈,病程超过半年即转为慢性肾盂肾炎。慢性肾盂肾炎症状一般较轻,或仅有低热、倦怠,无尿路感染症状,但多次尿细菌培养均呈阳性,称"无症状菌尿"。急性发作时与急性肾盂肾炎症状相似,如不及时治疗可导致肾功能减退,最终可发展为肾衰竭。

3.并发症

常见有慢性肾衰竭、肾盂积水、肾盂积脓、肾周围脓肿等。

(三)心理社会状况

由于起病急,症状明显,女性患者羞于检查,或反复发作迁延不愈,易产生焦虑、紧张和悲观情绪。

(四)实验室及其他检查

1.尿常规

尿液外观混浊;急性期尿沉渣镜检可见大量白细胞和脓细胞,如出现白细胞管型,对肾盂肾炎有诊断价值;少数患者有肉眼血尿。

2.血常规

急性期白细胞总数及中性粒细胞增高。

3.尿细菌学检查

是诊断肾盂肾炎的主要依据。新鲜清洁中段尿细菌培养,菌落计数不低于 $10^5/mL$ 为阳性,菌落计数低于 10^4 个/mL 为污染,如介于两者之间为可疑阳性,需复查或结合病情判断。

4.肾功能检查

急性肾盂肾炎肾功能多无改变,慢性肾盂肾炎可有夜尿增多、尿比重低而固定,晚期可出现氮质血症。

5.X 线检查

X 线腹部平片及肾盂造影可了解肾的大小、形态、肾盂肾盏变化以及尿路有无结石、梗阻、畸形等情况。

6.超声检查

可准确判断肾大小、形态以及有无结石、囊肿、肾盂积水等。

二、护理诊断及医护合作性问题

(1)体温过高:与细菌感染有关。

(2)排尿异常：与尿路感染所致的尿路刺激征有关。

(3)焦虑：与症状明显或病情反复发作有关。

(4)潜在并发症：有慢性肾衰竭、肾盂积水、肾盂积脓和肾周围脓肿。

三、治疗及护理措施

(一)治疗要点

1.一般治疗

急性期全身症状明显者应卧床休息，饮食应富有热量和维生素，并易于消化，高热脱水时应静脉补液，鼓励患者多饮水、勤排尿，促使细菌及炎性渗出物迅速排出。

2.抗菌药物治疗

原则上应根据致病菌和药敏试验结果选用抗菌药，但由于大多数病例为革兰阴性杆菌感染，急性型患者常常不等尿培养的结果，即首选对此类细菌有效且在尿中浓度高的药物治疗。

(1)常用药物：①喹诺酮类。如环丙沙星、氧氟沙星，为目前治疗尿路感染的常用药物，病情轻者，可口服用药；较严重者宜静脉滴注，环丙沙星 0.25g，或氧氟沙星 0.2g，每 12h1 次。②氨基糖苷类。庆大霉素肌内注射或静脉滴注。③头孢类。头孢唑啉肌内或静脉注射。④磺胺类。复方磺胺甲基异恶唑(复方新诺明)口服。

(2)疗效与疗程：若药物选择得当，用药 24h 后症状即可好转，如经 48h 仍无效，应考虑更换药物。抗菌药用至症状消失，尿常规转阴和尿培养连续 3 次阴性后 3～5d 为止。急性肾盂肾炎一般疗程为 10～14d，疗程结束后每周复查尿常规和尿细菌培养 1 次，共 2～3 周，若均为阴性，可视为临床治愈。慢性肾盂肾炎疗程应适当延长，选用敏感药物联合治疗，疗程 2～4 周；或轮换用药，每组使用 5～7d 查尿细菌，如连续 2 周(每周 2 次)尿细菌检查阴性，6 周后再复查 1 次仍为阴性，则为临床治愈。

(二)护理措施

1.病情观察

观察生命体征，尤其是体温变化；观察尿路刺激征及伴随症状的变化，有无并发症等。

2.生活护理

(1)休息：为患者提供安静、舒适的环境，增加休息和睡眠时间。高热患者应卧床休息，体温超过 39℃时需行冰敷、酒精擦浴等措施进行物理降温。

(2)饮食护理：给予高蛋白、丰富维生素和易消化的清淡饮食，鼓励患者多饮水，每天饮水量不少于 2000mL。

3.药物治疗的护理

(1)遵医嘱用药，轻症者尽可能单一用药，口服有效抗生素 2 周；严重感染宜联合用药，采用肌内注射或静脉给药；已有肾功能不全者，则避免应用肾毒性抗生素。

(2)观察药物疗效，协助医师判断停药指征。

(3)注意药物的不良反应：诺氟沙星、环丙沙星可引起轻微消化道反应、皮肤瘙痒等；氨基糖苷类药物对肾脏和听神经有毒性作用，可引起耳鸣、听力下降，甚至耳聋；磺胺类药物服药期间要多饮水和服用碳酸氢钠以碱化尿液，增强疗效和减少磺胺结晶的形成。

4.尿细菌学检查的标本采集

(1)宜在使用抗生素前或停药 5d 后留取尿液标本。

(2)留取清洁中段尿液标本前用肥皂水清洗外阴部,不宜用消毒剂,指导患者留取尿液标本于无菌容器内,于 1h 内送检。

(3)最好取清晨第 1 次(尿液在膀胱内停留 6～8h 或以上)的清洁、新鲜中段尿送检,以提高阳性率。

(4)尿液标本中注意勿混入消毒液;女性患者留取尿液标本时应避开月经期,防止阴道分泌物及经血混入。

5.心理护理

向患者说明紧张情绪不利于尿路刺激征的缓解,指导患者放松身心,消除紧张情绪及恐惧心理,树立战胜疾病的信心,共同制订护理计划,积极配合治疗。

6.健康教育

(1)向患者及其家属讲解肾盂肾炎发病和加重的相关因素,积极治疗和消除易感因素。尽量避免导尿及尿道器械检查,如果必须进行,应严格进行无菌操作,术后应用抗菌药以防泌尿系感染。

(2)指导患者保持良好的生活习惯,合理饮食,多饮水,勤排尿,尽量不留残尿;保持外阴清洁,女性患者忌盆浴,注意月经期、妊娠期、产褥期卫生。

(3)加强身体锻炼,提高机体抵抗力。

(4)育龄妇女患者,急性期治愈后 1 年内应避免妊娠。与性生活有关的反复发作患者,应于性生活后立即排尿和行高锰酸钾坐浴。

(5)告知患者遵医嘱坚持按疗程应用抗菌药物是最重要的治疗措施,嘱患者不可随意增减药量或停药,以达到彻底治愈的目的,避免因治疗不彻底而演变为慢性肾盂肾炎。慢性肾盂肾炎应按医嘱用药,定期检查尿液,出现症状立即就医。

第二节　慢性肾小球肾炎

慢性肾小球肾炎(CGN)系指各种病因引起的两侧肾脏弥散性或局灶性炎症反应。其基本发病机制为免疫反应。主要病理改变随病因病程和类型不同而异,可表现为不同程度的膜性、局灶硬化、系膜增生和早期固缩肾。临床表现为起病隐匿,程度轻重不一,病程冗长,多有一个相当长的无症状尿异常期,然后出现高血压、水肿和肾功能减退,经历一个漫长的过程后,逐渐不停顿地破坏肾单位,出现贫血、视网膜病变,最终导致慢性肾衰竭。治疗以保护肾功能和防治影响肾功能恶化的各种因素。护理重点为饮食疗法,预防感染,提高患者对长期疗养的认识,做好生活指导。

一、病因及发病机制

(一)病因

(1)绝大多数 CGN 由其他原发性肾小球疾病直接迁延发展而成,例如 IgA 肾病,非 IgA

肾病、系膜增生性肾炎、局灶性肾小球硬化、膜增生性肾炎、膜性肾病等。其起病多因,上呼吸道感染或其他感染,出现慢性肾炎症状。

(2)少数 CGN 由急性链球菌感染后肾炎演变而来。由于当时的急性肾炎不典型或患者忘记急性肾炎的既往史。据报道,大约 10％的本病患者有明确的急性肾炎既往史。

(二)发病机制

慢性肾炎的发病机制系免疫介导的炎症反应。病变累及双侧肾脏的大部分肾小球,根据电镜和免疫荧光检查,发现慢性肾炎患者的肾小球内有免疫复合物和补体成分沉积,抗原经过激活补体系统使肾小球产生一系列炎症或变态反应。由于免疫复合物的电荷、分子量和沉积部位的不同,所引起的肾小球病变亦不完全相同。病程后期绝大部分肾小球被破坏时,可导致肾功能不全或尿毒症。关于 CGN 不停顿破坏肾单位的机制,目前已知的是:①根底疾病持续进行活动。②肾实质性高血压引起肾小动脉硬化。③肾小球血流动力学介导的肾小球硬化症。

(三)病理改变

病理改变视病因、病程和类型不同而异。

1.增生性

系膜增生性,膜增生性或半月体肾小球肾炎,以及局灶、节段性增生性肾小球肾炎。

2.硬化性

局灶性或弥散性肾小球硬化。

3.膜性肾病

以上病理改变至后期肾脏明显萎缩,肾小球大部分硬化,且有明显的肾小管损害和间质纤维化。

二、临床表现

(一)临床分型

临床分型为传统分型方法,目前较少应用,仅在未行肾穿刺者或无条件行肾穿刺时参考。大多数隐匿起病,病情进展缓慢。早期表现为尿蛋白增加,尿沉渣轻度异常,轻度高血压及水肿,甚者有轻微氮质血症,而在晚期,则表现为贫血、慢性肾衰竭。从早期至晚期,可经历数年至几十年不等。根据临床表现不同,可分为下述类型。

1.普通型

普通型较多见。①持续中等度的蛋白尿,定量在 $1.5\sim2.5g/d$。②尿沉渣异常,可见颗粒管型和离心尿红细胞＞10 个/高倍视野。③轻中度水肿。④轻、中度高血压。

2.高血压型

高血压型除具有普通型的表现外,以高血压为突出表现,舒张压常为中度以上升高,当舒张压超过 13.3kPa 时,会进一步加重肾血管痉挛、肾血流量下降、肾功能急骤变化。此型常伴有肾病眼底,眼底视网膜动脉细窄,迂曲和动、静脉交叉压迫现象及絮状渗出物或出血。此型易误诊为原发性高血压。

3.肾病型

肾病型除具有普通型表现外,主要表现为肾病综合征。①大量蛋白尿,24h 尿蛋白定量＞3.5g。②低血浆蛋白症,血清蛋白低于 3g/dL。③高度水肿,严重时可伴有浆膜腔(胸膜腔、腹膜腔)积液。④部分患者有高脂血症。

4.急性发作型

在病情相对稳定或持续进展过程中,由于细菌或病毒等感染或过劳等因素,经较短的潜伏期(1～3d),出现蛋白尿和尿沉渣异常的加重,肾功能恶化,经过一段时日后,常会自动地减轻,恢复至原来的情况。临床表现上有时颇似急性肾炎(蛋白尿、血尿、尿少、水肿、高血压、短暂肾功能损害和全身症状)。

(二)病理分型

1.增生性肾炎

(1)病理改变:系膜细胞增生,系膜区和肾小球血管襻有免疫球蛋白和补体沉积。

(2)临床表现:尿蛋白、血压和肾功能改变的各种表现。对糖皮质激素治疗略有反应。10 年后发展为肾功能不全的占 10％～15％。

2.IgA 肾病

(1)病理改变:系膜细胞增生,系膜区有 IgA 沉着。

(2)临床表现:潜在期有镜下血尿,血清 IgA 有时增高。进行期可有镜下血尿,亦可出现肉眼血尿。80％的患者出现蛋白尿和肾小球疾病的各种临床表现。

3.膜性肾病

(1)病理改变:肾小球血管襻壁肥厚,肾小球基膜肥厚。肾小球血管襻有免疫球蛋白和补体沉着。

(2)临床表现:尿蛋白多,反复出现水肿、低蛋白症,肾上腺皮质激素治疗无效。较少发展至肾功能不全。

4.膜性增生性肾炎

(1)系膜细胞增生和肾小球血管襻肥厚,系膜细胞和基质增生伸入基膜内或其内侧。肾小球血管襻和系膜区有补体沉着。

(2)临床表现:蛋白尿、血尿、血压升高、肾功能不全。肾上腺皮质激素治疗多无效。10 年内 80％的患者发展为肾功能不全。临床和病理分型不是绝对的,各类型之间可以相互转化。在有条件时,力求行肾穿刺,进行病理分型。病理分型科学、准确,对指导用药及估计预后意义重大。

三、实验室检查

(一)肾活检

肾活检为确定慢性肾小球肾炎病损的性质程度和病理类型,最好尽早适时作此项检查,以便指导用药及估计预后。

(二)肾小球滤过功能测定

血肌酐(Cr)和尿素氮(BUN)测定。内生肌酐清除率:动态观察肾功能损害程度。

(三)尿液检查

1.尿常规

尿常规可见管型颗粒;持续性蛋白尿;尿中红细胞形态变形率＞30％。

2.尿蛋白

一般在 $1\sim3g/d$，亦可 $>3.5g/d$。肾小球性蛋白尿为中分子或中高分子蛋白尿，每天量常超过 $3g/d$；而肾小管性蛋白尿为中低分子蛋白尿，量一般低于 $2g/d$。

四、诊断要点

病程较长，有不同程度的蛋白尿、血尿、高血压、贫血、肾功能损害，可按上述临床表现作出临床分型。肾组织活检则可明确病理类型。

五、治疗原则

(一)一般治疗

(1)饮食治疗：根据水肿及高血压情况决定对水和钠盐的限制，有肾功能不全时，限制蛋白质摄入，一般不超过 $0.5\sim0.75g/(kg\cdot d)$。肾病综合征较明显者，可增加优质蛋白质的摄入量，$1.0\sim2.0g/(kg\cdot d)$。目前肾病饮食治疗多主张低蛋白饮食以延缓肾功能减退。没有肾衰竭的患者，不需限制钾的摄入。

(2)禁用肾毒性药物，如氨基甙类抗生素，两性霉素 B。

(3)治疗预防感染，如上呼吸道感染，尿路感染等。

(二)药物治疗

1.血管紧张素转换酶抑制剂

此类药药理作用是：①抑制转换酶 I 的活性，减少血管紧张素 II 的生成，舒张小动脉。②抑制缓激肽的降解而产生血管扩张作用，并可排钠排水。③降低肾小球囊内压。④保护心脏。在一定程度上能延缓肾衰竭的发生。常用药物卡托普利 $12.5\sim50mg$，3 次/d。

2.肾上腺皮质激素

肾上腺皮质激素作用机制是抑制免疫反应，作用于多个环节：①激素能使血循环内 T 淋巴细胞和单核一巨噬细胞减少，这是由于"再分布"，分布的去向为骨髓、脾及淋巴组织。②激素能使淋巴和单核细胞功能降低，通过了 T 抑制细胞和 T 辅助细胞的调节，可影响 B 细胞的抗体生成。③大剂量激素可使免疫球蛋白的合成下降而分解增多，以致血免疫球蛋白水平轻度下降。④降低血补体水平。⑤激素虽然增加血循环中的白细胞数，但游集至炎症区者明显减少，此种抑制游集至炎症区的作用，亦见于单核一巨噬细胞及淋巴细胞。由于单核细胞向炎症区的趋化性减低，减少了肉芽肿的形成。常用药物泼尼松，泼尼松龙(有肝功能损害者)和甲泼尼龙。首始治疗阶段的剂量要足够大，成人用每天 $1mg/kg$，每天激素量清晨顿服，以便符合皮质激素昼夜分泌节律性。有效病例服药 8 周后逐渐减量，每周减量为原先每天剂量的 10%，成人一般为每周 $5mg$。由大剂量撤减至小剂量后(成人约为每天 $0.5mg/kg$，小儿为每天 $1mg/kg$)，将 2d 剂量，隔日晨顿服，作较长期的持续治疗，$12\sim18$ 个月。在持续治疗期间，应监测激素不良反应，定期检查尿常规和肾功能。合并活动性感染、严重高血压、氮质血症的患者不宜激素治疗。

3.细胞毒类药物

细胞毒类药物常与激素同时应用，其目的在于：①减少激素的用量和疗程，从而减轻激素的不良反应。②经激素治疗不能缓解者或不能完全缓解者。此类药物主要是通过杀伤免疫细胞，阻止其繁殖而抑制免疫反应。繁殖旺盛细胞对本药特别敏感，能较快杀灭抗原敏感性小淋巴细胞,主要杀灭 B 细胞,还能抑制 T 细胞。主要用于经常复发的肾炎和激素依赖型者。主要药物有:环磷酰胺和苯丁酸氮芥。前者临床应用较为广泛,其合理剂量是:每天 2～3mg/kg,分 2 次口服或将 2d 剂量加入注射用生理盐水 20mL 内,隔日静脉注射,累积总剂量为 150mg/kg。环磷酰胺常见不良反应为:严重骨髓抑制、脱发、出血性膀胱炎、睾丸损害、发生恶性肿瘤。当周围血白细胞≤$3×10^9$/L,应减量或停药。另外,对未发育的儿童使用时应慎重。苯丁酸氮芥用量每天 0.2mg/kg,分 2 次服用,累积总剂量<10mg/kg。常见不良反应为,白细胞减少,严重感染,胃肠道症状。一旦出现,则减量或停药。

4.抗凝药物和抑制血小板凝集药物

其目的是治疗和防止肾脏血栓形成和肾小球硬化,延缓肾衰竭发生。常用于顽固性且有高凝表现病例。如局灶性肾小球硬化,膜性肾小球肾炎。常用药物:肝素、潘生丁、阿司匹林。肝素 50～100mg/d,溶于 5% 葡萄糖溶液作缓慢静脉滴注,10d 为 1 个疗程。潘生丁 50～75mg,3 次/d 口服。使用时需注意血液学监测和出血倾向,一旦出现异常应该减量或停药。

5.利尿剂

首选呋塞米,它的主要作用机制是抑制髓襻升支对氯和钠的重吸收,是治疗肾性水肿最强有力的利尿药。常用剂量为 20mg,2 次/d 口服,无效时可递增至 60～120mg/d,长期持续药物利尿作用大为减弱,故宜采用间歇用药,即用药 7～10d,停药 3～5d 后再用。呋塞米的不良反应有:低钾血症、低血氯性碱中毒、高尿酸血症、血浆容量减少和耳毒性。呋塞米是偏酸性化合物,在血中几乎全部与清蛋白结合而运输。当血清蛋白低于 20g/L 时,没有与清蛋白结合的呋塞米就会不受限制地进入各种组织内,引起药物毒性,故在进行大剂量利尿疗法时,应静脉滴注清蛋白,提高血浆胶体渗透压,减轻药物毒性。新近研究告知,在使用排钾强利尿剂时,不需常规补钾,只需劝告患者多食含钾丰富的食物,如蘑菇、马铃薯、冬笋、油菜、肉类、橙、桃、红枣等,以避免口服补钾所致小肠溃疡甚至小肠穿孔。

6.中药治疗

可用大黄、雷公藤、冬虫夏草、保肾丸、益肾丸、清肾丸等中成药辅助治疗。

(三)特殊治疗

对顽固的肾病型肾炎,可试用血浆置换疗法。

六、护理

(一)观察要点

(1)观察尿量和性质,体重变化。

(2)观察血压波动。

(3)观察肾功能不全,尿毒症症状和体征。

(4)观察并发症:心脏、感染、高血压脑病。

(5)观察药物疗效及反应。

(6)观察感染的前趋表现。

(7)观察饮食疗法执行情况。

(8)观察肾穿刺后并发症。

(二)具体措施

1.一般护理

慢性肾炎急性发作,血压高肾病综合征和并发心肾不全者需卧床休息,给予一级护理。每天测量血压、尿量、体重并做记录,如血压波动明显、体重增加应及时报告医师调整药物。病情稳定者可进行室内活动。

2.病情观察

观察肾功能不全、尿毒症的症状与体征,进行性贫血,蛋白尿减少而其他症状未改变,血肌酐升高,内生肌酐清除率下降等。有下述情况会加速慢性肾炎进入肾功能不全:①逐渐加重的高血压。②饮食上未恰当控制好蛋白质摄入。③饮食中未注意磷的摄入。④合并感染。⑤使用肾毒性药物。护士应指导患者避免上述诱因。

3.观察并发症

慢性肾炎可有下列并发症:①心脏并发症:心脏扩大,心律失常,严重致心力衰竭。由于高血压、动脉硬化、贫血等因素导致。②感染:以泌尿道感染和呼吸道感染为多见。因为尿中长期丢失蛋白,引起低蛋白血症,使机体抵抗力减低,易并发感染。③高血压脑病:表现为头痛、呕吐、抽搐,甚至昏迷。多因血压骤然升高所致。

4.观察药物疗效及反应

慢性肾炎治疗药物较多,其中需主要观察的药物为肾上腺皮质激素和细胞毒类药物。①肾上腺皮质激素:有效表现在用药两周左右开始尿量增加、水肿消退、尿蛋白减少。常见反应有:并发或加重感染,神经精神症状(激动、失眠、精神病)、抑制生长发育、库欣样状态(向心性肥胖、满月脸、痤疮、多毛)、骨质疏松等。服药时间以清晨顿服为佳,其理由是:首先符合激素昼夜分泌节律性;其次减轻肾上腺皮质抑制从而减轻激素微减综合征;再次减少肾上腺皮质功能亢进的临床表现。故护士补服时亦应安排在上午进行。②细胞毒类药物:有效表现同肾上腺皮质激素。不良反应主要是骨髓抑制、脱发、出血性膀胱炎、静脉用药时外溢会引起局部组织坏死。在使用时护士应注意不宜在下午 6 时以后使用,以免其代谢产物停留在膀胱内时间过长而引起出血性膀胱炎。作静脉注射时先行引导注射,注射中经常抽回血确定在血管内后推药。一旦药液外溢立即用生理盐水行稀释注射或外敷金黄散。

5.观察感染的前趋表现

体温变化、尿蛋白无原因增多常是潜在感染的前趋表现。慢性肾炎者常因低蛋白血症和应用激素及免疫抑制剂致抵抗力低下容易并发感染,或使潜在感染病灶(龋齿、注射结节、咽喉炎、毛囊炎等),已稳定的结核病灶活动弥散,导致机体代谢亢进,代谢产物增加,使肾功能急剧恶化。因此护理人员应做好预防感染的工作,其具体措施有:①在大剂量激素或细胞毒类药物冲击治疗期间将患者置于洁净的单人病房内或反向隔离室中。②减少探视人员,特别是已有上呼吸道感染者。③预防呼吸道、消化道、泌尿道感染,定期空气消毒,外出戴口罩,不吃生食,注意个人卫生,每天清洁会阴部,有感染前驱表现时立即使用抗生素。④严格无菌操作,注意更换注射部位,避免注射难吸收药物如苯丙酸诺龙等。

6.观察肾穿刺后并发症

肾穿刺检查对于慢性肾炎的诊断和治疗意义重大,亦是最常用检查之一,因其为创伤性检查,术前后观察护理甚为重要。

(三)饮食护理

根据病情的不同阶段调整饮食。以高营养、高维生素、高钙、低磷、低脂易消化食物为主。新近多主张低蛋白、低磷饮食,对于延缓肾功能减退很有作用。

1.蛋白质

急性发作期或肾炎晚期(伴有氮质血症),限制蛋白质摄入,以减轻肾脏负担,每天需要量0.5~0.75g/kg,且以优质蛋白为主,如鱼、瘦肉、鸡、蛋等。忌食植物性蛋白,如豆制品、大豆、黄豆等。少食鸭、虾、蟹类食物,因为此类食物中含磷较高,肾病综合征和服用大剂量肾上腺皮质激素且有效,尿量>1000mL/d,体重下降,可增加蛋白质摄入,每天需要量1~1.5g/kg。

2.钠盐

水肿明显、心力衰竭、血压高时应限制钠盐摄入,同时含钠食物如用碱做成的馒头、烙饼、加碱的面条等均不宜吃。为解决患者咸味可用无盐酱油,但每天尿量需>1000mL,因无盐酱油中主要成分是钾盐。目前学者认为水肿患者可使用利尿剂消肿,而不必严格限制钠钾盐的摄入。

3.水分

水分量出为入。

(四)心理护理

慢性肾炎病程长,病情反复变化多样,绝大多数患者需作肾活检,故常有焦虑、烦闷,对治疗失去信心的表现。护士在患者住院期间应做好心理护理,教会患者自我观察,自我护理的方法,如尿蛋白测定(试纸法或醋酸滴定法)、血压测量、定时服药。使患者认识该病如认真对待,积极治疗,避免诱因,可拖延尿毒症出现时间至数十年。在缓解期内可从事轻松工作或做少量家务,以分散患者思想,消除顾虑,过较正常的生活。儿童患者在发作间歇期可上学,但应免修体育课。

(五)健康教育

(1)遵守饮食疗法的规定,制订每周食谱。

(2)避免感染,不去空气混浊的公共场所,如电影院、餐馆、舞场等地,在抵抗力弱时外出戴口罩。居住室经常通风,每周醋熏1次。被褥常晒勤洗。个人卫生每周彻底清洁1次。

(3)女患者应避孕,一旦怀孕应与医师联系,决定处理方法。

(4)定期复查,每2周到医院检查1次血、尿常规,肾、肝功能。

(5)出现水肿、尿异常和体重迅速增加,应及时到医院就诊。

(6)不擅自用药,特别是对肾脏有损害的药物,如庆大霉素、两性霉素B、感冒通等。遇有上感可选择中药制剂或到肾脏专科门诊就诊。

第三节　急性肾衰竭

急性肾衰竭(ARF)是由各种原因导致的双肾排泄功能在短期内(数小时至数日)突然急

剧进行性下降,从而引起氮质潴留,水、电解质紊乱及酸碱平衡失调的临床综合征。常伴有少尿或无尿。

一、病因分类

根据引起急性肾衰竭原因常可分为肾前性、肾后性和肾实质性三种。

(一)肾前性

由于有效血容量或细胞外液减少导致肾灌注不足,初期为功能性肾功能不全,若不及时处理,可使有效肾灌流量进一步减少,易引起急性肾小管坏死。

(二)肾后性

肾后性是指尿路梗阻引起的肾功能损害,常见原因包括结石、肿瘤、前列腺肥大、血块等机械因素造成的尿路梗阻。

(三)肾实质性

(1)肾小管坏死是最常见的急性肾衰竭,主要病因为肾缺血及肾中毒。肾缺血病因如上述;肾中毒主要由药物毒物及重金属引起。

(2)急性或急进性肾小球肾炎。

(3)急性间质性肾炎。

(4)急性肾脏小血管或大血管疾患。

二、诊断要点

(一)临床表现

典型的急性肾小管坏死(少尿型)临床上分少尿期、多尿期、恢复期三个阶段。

1.少尿期

尿量突然减少,少尿期从数天到 3 周以上。大多数为 7~14d。少尿是指 24h 尿量不足 400mL;24h 的尿量<100mL,则称为无尿。①水中毒:常可有面部和软组织水肿、体重增加、心力衰竭、肺水肿和脑水肿等。②高钾血症:在少尿的第 2~3 天,血清钾增高;4~5d 后可达危险高值。患者表现为烦躁、嗜睡、肌张力低下或肌肉颤动、恶心呕吐、心律失常,并有高钾心电图改变,血钾>5.5mmol/L 为高钾血症。③低钠血症:血钠低于 135mmol/L 时,临床表现为淡漠、头晕、肌痉挛、眼睑下垂。④低钙血症:偶有抽搐。⑤高镁血症(3mmol/L):反射消失。心动过速,传导阻滞,血压下降,肌肉瘫软等。⑥代谢性酸中毒:临床特点有嗜睡、疲乏、深大呼吸(Kussmaul 呼吸)。严重者甚至昏迷。⑦氮质血症:在少尿期中常有厌食、恶心、呕吐、烦躁、反射亢进、癫痫样发作、抽搐和昏迷等。BUN 和 Scr 逐日升高,需及时进行透析治疗。⑧高血压和心力衰竭:主要原因是水、钠过多。血压可达 18.67~24/12~14.67kPa(140~180/90~110mmHg)。严重者可并发左心衰竭。

2.多尿期

在不用利尿剂的情况下,每天尿量>2500mL,此期可维持 1~3 周。①进行性尿量增多是肾功能恢复的标志,多尿者每天尿量可达 3000~5000mL。②早期仍然可有 BUN 及 Scr 的升高。③有出现高血钾的可能。④后期应注意低血钾的发生。

3.恢复期

尿量逐渐恢复至正常,肾功能逐渐恢复。3~12 个月肾功能可恢复正常,少数遗留永久性损害。非少尿型急性肾衰竭每天尿量超过 800mL,发生率为 30%～60%,其临床表现较少尿型轻,但病死率仍达 26%。

(二)辅助检查

1.尿液检查

尿色深,混浊,尿蛋白(＋～＋＋);镜下可见数量不等的红、白细胞,上皮细胞和管型。尿密度低(1.015～1.012):1.010。

2.血液检查

BUN 及 Scr 增高,Scr＞884μmol/L,Ccr1～2mL/min。血钾多大于 5.5mmol/L,部分可正常或偏低。血钠降低,但也可正常。血钙低,血磷高。血 pH 下降,HCO_3^- 下降。

3.特殊检查

B 超、CT 及 KUB 检查双肾体积增大。

(三)诊断标准

(1)有引起肾小管坏死的病因。

(2)每天尿量少于 400mL,尿蛋白(＋～＋＋)或以上。

(3)进行性氮质血症,Scr 每天上升 44.2～88.4mmol/L,BUN 每天上升 3.6～10.7mmol/L,Ccr 较正常下降 50% 以上。

(4)B 超检查显示双肾体积增大。

(5)肾脏活组织穿刺检查对急性肾衰竭有确诊意义。

三、鉴别要点

(一)慢性肾衰竭

可根据病史、症状、实验室检查及 B 超检查进行鉴别。但要注意在慢性肾衰竭基础上合并急性肾衰竭。

(二)肾前性少尿

(1)化验检查,其中尿密度和尿沉渣镜检是最简单、最基本的检查。肾前性少尿尿沉渣为透明管型,尿密度＞1.020,而肾性少尿则尿沉渣为棕色颗粒管型,尿密度＜1.010。

(2)快速补液和利尿药物诊断性试验早期可试用,如尿量不增,则肾性少尿可能性大,急性肾小管坏死的诊断一旦确定,快速补液应属禁忌。

(三)肾后性急性肾衰竭

常由于急性尿路梗阻引起,比较少见。

(四)急进性肾炎

急进性肾炎起病类似急性肾炎,在短期内发展至尿毒症,肾活检有大量新月体形成,预后较差。

(五)急性间质性肾炎

急性间质性肾炎有药物过敏史及临床表现,尿中嗜酸性粒细胞增多,肾活检间质病变较重,预后尚可。

四、规范化治疗

(一)少尿期治疗

急性肾衰竭的治疗,主要是少尿期的治疗。

1.病因治疗

对肾前性和肾后性肾衰竭的因素,尽可能予以纠正。凡是影响肾脏灌注或直接对肾脏毒性作用的药物应停用。同时纠正低血压、低血容量和维持电解质平衡。肌肉挤压伤,早期广泛切开。要尽可能避免使用肾毒性药物。

2.营养管理

急性肾衰竭患者必须摄取足够热量,主要营养物质有高渗葡萄糖、脂类乳剂及必需氨基酸、水溶性维生素。应严格限制蛋白质摄入。

3.维持水钠平衡

少尿期严格限制液体摄入量,24h 补液量＝显性失水＋不显性失水－内生水量,明显水肿可应用利尿剂。上述治疗不成功的患者,透析或超滤对于缓解容量超负荷是有效的。

4.电解质的处理.

血钾超过 5.5mmol/L 即为高钾血症,若超过 6.5mmol/L 则需紧急处理,可给:①5％碳酸氢钠溶液 100～200mL 静脉滴注;②10％葡萄糖酸钙 10～20mL 稀释后静脉注射;③50％葡萄糖液 50～100mL＋普通胰岛素 6～12U 缓慢静脉注射;④紧急血液透析。少尿期低钠是由于稀释而引起,故限制液体摄入量、排出过多水分是防治低钠的有效措施。一般认为血清钠在130～140mmol/L 无须补充钠盐。

5.代谢性酸中毒治疗

当血清 HCO_3^- 下降 15mmol/L 以下时,代谢性酸中毒需要治疗,口服或静脉给予碳酸氢钠。不能纠正者,需透析治疗。

6.感染治疗

急性肾衰竭患者感染发生率为 30％～75％。抗菌药物使用必须慎重,如无明显感染,一般避免应用预防性抗菌药物。

7.透析疗法

(1)指征:少尿 2d 或无尿 1d;血尿素氮高于 28.6mmol/L,血肌酐高于 $530\mu mol/L$,二氧化碳结合力低于 11mmol/L;尿毒症引起精神症状及消化道症状明显;药物和生物毒素中毒等。

(2)预防透析:也可称为早期透析,在高代谢型等重症急性肾衰竭如挤压综合征,在没有并发症前及早进行透析,可明显提高治愈率。

(二)多尿期治疗

多尿早期仍应按少尿期的原则处理。如尿素氮继续升高和病情明显恶化,应继续进行透析。补液量应以保持体重每天下降 0.5kg 为宜。根据血钠、血钾的数据,酌情添补电解质,以口服补充电解质为宜。

供给足够热量和维生素,蛋白质要逐日加量,以保证组织修复的需要。

(三)恢复期的治疗

此期约 3 个月,应增加营养,要避免使用对肾脏有损害的药物,定期复查肾功能。由于少数患者的肾脏不可逆性损害可转为慢性肾功能不全,应按慢性肾功能不全给予处理。

五、护理措施

(一)观察病情

(1)监测患者的神志、生命体征、尿量、血钾、血钠的情况。

(2)观察有无心悸、胸闷、气促、头晕等高血压及急性左心衰竭的征象。

(3)注意有无头痛、意识障碍、抽搐等水中毒或稀释性低钠血症的症状。

(二)维持水平衡

(1)少尿期应严格记录 24h 出入量。

(2)每天测体重 1 次,以了解水分潴留情况。

(3)严格限制水的摄入,每天的液体入量为前 1d 尿量加上 500～800mL。

(4)观察呼吸状况,及时发现肺水肿或心力衰竭的发生。

(5)多尿期要防止脱水、低钠和低钾血症。

(三)饮食与休息

(1)急性期应卧床休息,保持环境安静,以降低新陈代谢率,使废物产生减少,肾脏负担减轻。

(2)尿量增加、病情好转时,可逐渐增加活动量。

(3)对能进食的患者,给予高生物效价的优质蛋白及含钠、钾较低的食物,蛋白质的摄入量:早期限制为 0.5g/(kg·d),血液透析患者为 1.0～1.2g/(kg·d)。同时给予高糖类、高脂肪,供给的热量一般为 126～188kJ/(kg·d),以保持机体的正氮平衡。

(四)预防感染

感染是急性肾衰竭少尿期的主要死亡原因。尽量安置患者在单人房间,保持病室清洁,定期消毒。协助患者做好口腔、皮肤护理。

(五)做好心理疏导

将急性肾衰竭的疾病发展过程告诉患者,给予精神支持和安慰,减轻其焦虑不安的情绪,告诉患者及其家属早期透析的重要性,以取得支持与配合。

六、应急措施

当血钾超过 6.5mmol/L,心电图表现异常变化时,最有效的方法为血液透析,准备透析治疗前应给予急诊处理,措施如下。

(1)10% 葡萄糖酸钙 10～20mL 稀释后缓慢静脉注射。

(2)静脉注射 11.2% 乳酸钠 40～200mL,伴有代谢性酸中毒时给予 5% 碳酸氢钠 100～200mL 静脉滴注。

(3)10% 葡萄糖液 250mL 加普通胰岛素 8U 静脉滴注,使钾从细胞外回到细胞内。

(4)呋塞米 20～200mg 肌内注射或用葡萄糖稀释后静脉注入,使钾从尿中排除。

七、健康教育

(1)应教育急性肾衰竭患者积极治疗原发病,增强抵抗力,减少感染的发生。

(2)指导合理休息,劳逸结合,防止劳累;严格遵守饮食计划,恢复期患者应加强营养,增强体质,适当锻炼;注意个人清洁卫生及保暖。

（3）学会自测体重、尿量；了解高血压脑病、左心衰竭、高钾血症及代谢性酸中毒的表现；定期门诊随访，监测肾功能、电解质等。

（4）控制、调节自己的情绪，保持愉快的心境，遇到病情变化时不恐慌，能及时采取积极的应对措施。

（5）避免伤肾的食物、药物进入体内。

第四节　慢性肾衰竭

慢性肾衰竭（CRF）是指各种慢性肾脏病（CKD）进行性进展，引起肾单位和肾功能不可逆的丧失，导致氮质潴留，水、电解质紊乱和酸碱平衡失调及内分泌失调为特征的临床综合征，常常进展为终末期肾衰竭（ESRD）。慢性肾衰竭晚期称为尿毒症。

一、病因
(一)各型原发性肾小球肾炎
膜增生性肾炎、急进性肾炎、膜性肾炎、局灶性肾小球硬化症等。
(二)继发于全身性疾病
如高血压及动脉硬化、系统性红斑狼疮、过敏性紫癜肾炎、糖尿病、痛风等。
(三)慢性肾脏感染性疾患
如慢性肾盂肾炎。
(四)慢性尿路梗阻
如肾结石、双侧输尿管结石、尿路狭窄、前列腺肥大、肿瘤等。
(五)先天性肾脏疾患
如多囊肾、遗传性肾炎及各种先天性肾小管功能障碍等。

二、诊断要点
尿毒症患者的毒性症状是由于体内氮及其他代谢产物的潴留及平衡机制出现失调而出现的一系列症状。
(一)水、电解质紊乱和酸碱平衡失调
（1）水钠平衡失调。
（2）高钾血症。
（3）酸中毒。
（4）低钙血症和高磷血症。
（5）高镁血症。
(二)心血管和肺脏症状
（1）高血压。
（2）心力衰竭。
（3）心包炎。
（4）动脉粥样硬化。

(5)尿毒症肺炎及肺水肿。

(三)血液系统表现

(1)贫血。

(2)出血倾向。

(3)白细胞可减少。

(四)神经肌肉系统症状

早期注意力不集中,失眠,性格渐改变,记忆力下降。肌肉颤动、痉挛,呃逆,尿毒症时常有精神异常,如反应淡漠、谵忘、惊厥、昏迷,肌无力,肢体麻木、烧灼或疼痛。

(五)胃肠道症状

食欲缺乏是慢性肾衰竭常见的最早表现,尿毒症时多有恶心、呕吐、消化道出血。此外可有皮肤瘙痒及尿毒症面容(肤色深并萎黄,轻度水肿)、肾性骨病及内分泌失调等。

(六)辅助检查

1.尿常规

尿密度降低,可见蛋白尿、管型尿等。

2.肾功能检查及血电解质

血尿素氮、血肌酐升高;P^{3+}升高,Na^+、Ca^{2+}、HCO_3^-降低。

3.血常规

红细胞及血红蛋白降低。

4.影像学检查

B超可见双肾同步缩小,皮质变薄,肾皮质回声增强,血流明显减少;核素肾动态显像示肾小球滤过率下降及肾脏排泄功能障碍;核素骨扫描示肾性骨营养不良症;胸部X线可见肺淤血或肺水肿、心胸比例增大或心包积液、胸腔积液等。

三、鉴别要点

当无明显肾脏病史、起病急骤者应与急性肾衰竭相鉴别。严重贫血者应与消化道肿瘤、血液系统疾病相鉴别。此外,还应重视对原发病及诱发因素的鉴别,判定肾功能损害的程度。

四、规范化治疗

(一)一般治疗

积极治疗原发病,禁用损害肾脏药物,及时去除诱发因素(如感染、发热、出血、高血压等),常可使病情恢复到原有水平。同时注意纠正水、电解质紊乱。

(二)对症治疗

有高血压者,应限制钠盐摄入,并适当给予降压药物。伴有严重贫血者,应补充铁剂,皮下注射促红细胞生成素。并发肾性骨病者,应适量补充钙剂及维生素 D 或骨化三醇(罗钙全)。

(三)延缓慢性肾衰竭

1.饮食疗法

一般采用高热量低蛋白饮食,应给予优质蛋白,如蛋类、乳类、鱼、瘦肉等,热量每天不少于125.5kJ/kg。尿量在每天 1000mL 以上,无水肿者不应限水,不必过分限制钠盐,少尿者应严格限制含磷、含钾的食物。

2.必需氨基酸疗法

口服或静脉滴注必需氨基酸液。

3.其他

口服氧化淀粉每天 20～40g,可使肠道中尿素与氧化淀粉相结合而排出体外。中药大黄 10g,牡蛎 30g,蒲公英 20g,水煎至 300mL,高位保留灌肠,每天 1～2 次。控制患者大便在每天 2～3 次,促进粪氮排出增加。

(四)透析疗法

可进行血液透析或腹膜透析。

(五)肾移植

必要时可进行肾移植。

五、护理措施

(一)维持足够营养

(1)摄入适当的蛋白质,给予优质低蛋白,以动物蛋白为主。当患者尿少或血中尿素氮高于 28.56mmol/L,且每周透析 1 次时,每天蛋白质摄入应限制在 20～25g;若每周透析 2 次,限制在 40g 左右;若每周透析 3 次,则不必限制。

(2)摄取足够的热量,每天宜供给热量≥147kJ/kg,糖类每天应在 150g 以上,防止因热量不足发生体内蛋白质过度破坏,致代谢产物增加或发生酮症。

(二)维持体液平衡

(1)定期测量体重,每天应在同一时间、穿同样数量衣服、排空膀胱后、使用同一体重计测量。

(2)准确记录 24h 出入水量,每天尿量＞2000mL 时,如果无明显水肿、高血压、心功能不全者不限制饮水量;如尿量减少或无尿患者,应严格控制入液量(包括服药时的饮水量),入液量一般为 500～800mL 加前 1d 的尿量。透析者每天体重变化以不超过 1.0kg 为原则。

(3)注意液体量过多的症状,如短期内体重迅速增加、出现水肿或水肿加重、血压升高、心率加快、颈静脉怒张、意识改变、肺底湿啰音等。

(三)观察病情变化

生命体征有无心血管系统、血液系统、神经系统等并发症发生。

(四)保证患者安全

(1)保证休息,慢性肾衰竭患者应卧床休息,避免劳累、受凉。贫血严重、心功能不全、血压高等患者,应绝对卧床休息。

(2)评价活动的耐受情况,活动时有无疲劳感、胸痛、呼吸困难、头晕、血压的改变等;活动后心率的改变,如活动停止 3min 后心率未恢复到活动前的水平,提示活动量过大。

(3)尿毒症末期,出现视力模糊,防止患者跌倒;对意识不清的患者,使用床档。

(五)预防感染

(1)保持皮肤黏膜的完整性,每天以温水洗澡,以除去皮肤上的尿毒霜,避免用肥皂和酒精,以免皮肤更干燥。皮肤瘙痒可涂炉甘石洗剂,女性阴部瘙痒应用温水洗涤,保持局部干燥。

(2)保持口腔清洁湿润,以减少口腔唾液中的尿素,预防口臭、口腔溃疡及感染等。

(3)慢性肾衰竭患者抵抗力差,易继发感染。严格执行无菌操作,血液透析患者应预防动静脉内瘘的感染,减少探视,保持床单位清洁。

六、应急措施

急性左心衰竭时,行急诊透析前给予以下应急措施。

(1)嘱患者取坐位,两腿下垂。

(2)给予持续高流量吸氧或 20%～30%酒精湿化吸氧。

(3)必要时给予吗啡镇静。

(4)静脉注射毛花苷 C 或毒毛旋花子甙 K。

(5)静脉注射呋塞米 20～40mg。

(6)急诊行血液透析治疗。

七、健康教育

(一)生活指导

应劳逸结合,避免劳累和重体力活动。严格遵从饮食治疗原则,尤其是蛋白质的合理摄入及控制水、钠的摄入量。

(二)准确记录

准确记录每天的尿量、血压、体重。定期复查血常规、肾功能、血清电解质等。

(三)预防感染

皮肤瘙痒时切勿用力搔抓,以防皮肤破损。保持会阴部清洁,观察有无尿路刺激征的出现。注意保暖,避免受凉以防上呼吸道感染。

(四)透析后护理

血液透析患者应注意观察动静脉内瘘局部有无渗血,听诊血管杂音是否清晰。瘘侧肢体不可拎重物、打针、输液、测血压。腹膜透析患者保护好腹膜透析管道。

(五)遵医嘱用药

让患者了解药物不良反应并定期门诊复查。

(六)心理护理

护士应做好患者及其家属的思想工作,解除患者的各种心理障碍,增强其战胜疾病的信心。

第五节 IgA 肾病

IgA 肾病是肾小球系膜区以 IgA 为主的免疫复合物沉积,以肾小球系膜增生为基本组织学改变,是一种常见的原发性肾小球疾病。其临床表现多种多样,主要表现为血尿,可伴有不同程度的蛋白尿、高血压和肾脏功能受损,是导致终末期肾脏病的常见的原发性肾小球疾病之一。

一、常见病因

IgA 肾病的病因不明,目前尚未发现与 IgA 抗体反应的稳定抗原。IgA 肾病通常呈散发性,一般不认为是一种家族性疾病,但有些家族性聚集的报道,提示免疫遗传因素可能在 IgA 肾病的发病中起到一定的作用。近年,对 IgA 肾病发病机制的研究有了不少新的进展,主要归纳为两点:①黏膜免疫缺陷;②IgA 分子异常。

二、临床表现

(一)起病前,多有感染

常为上呼吸道感染(24~27h,偶可更短)。

(二)发作性肉眼血尿

肉眼血尿持续数小时至数日不等。肉眼血尿有反复发生的特点,发作间隔随年龄延长而延长。肉眼血尿常继发于咽炎与扁桃体炎后,亦可以在受凉、过度劳累、预防接种、肺炎、胃肠炎等影响下出现。

(三)无症状镜下血尿伴或不伴蛋白尿

30%~40% 的 IgA 肾病患者表现为无症状性尿检异常,多为体检时发现。

(四)蛋白尿

多数患者表现为轻度蛋白尿,10%~24% 的患者出现大量蛋白尿,甚至肾病综合征。

(五)高血压

成年 IgA 肾病患者高血压的发生率为 9.1%,儿童 IgA 肾病患者中仅占 5%。IgA 肾病患者可发生恶性高血压,多见于青壮年男性。

三、辅助检查

(一)尿常规检查

持续镜下血尿和蛋白尿。

(二)肾功能检查

肌酐清除率降低,血尿素氮和肌酐逐渐升高,血尿酸常增高。

(三)免疫学检查

血清中 IgA 水平增高。有些患者血清存在抗肾小球基底膜、抗系膜细胞、抗内皮细胞的抗体和 IgA 类风湿因子。IgG、IgM 与正常对照相比无明显变化,血清 C3、CH_{50} 正常或轻度升高。

四、治疗原则

(一)一般治疗

(1)注意保暖,感冒要及时治疗。

(2)避免剧烈运动。

(3)控制感染:感染刺激可诱发 IgA 肾病。因此,积极治疗和去除口咽部(咽炎、扁桃体炎)、上颌窦感染灶,对减少肉眼血尿反复发作有益。

(4)控制高血压:控制高血压是 IgA 肾病长期治疗的基础,目标血压控制在 17.29/10.64kPa以下;若蛋白尿>1g/24h,目标血压控制在 16.63/9.98kPa 以下;血管紧张素转化酶抑制药(ACEI)或血管紧张素 I 型受体拮抗药(ARB)为首选降压药物。降压药应用同时,适当限制钠盐摄入,可改善和增强抗高血压药物的作用。

(5)饮食疗法:避免过度钠摄入及过量蛋白质摄入,保证足够热量供应。

(二)调整异常的免疫反应

1.糖皮质激素

包括泼尼松和甲泼尼龙等。糖皮质激素和免疫抑制药在 IgA 肾病的应用。激素和免疫抑:制药对肾脏有明显的保护作用。

2.免疫抑制药

包括环磷酰胺和环孢素 A 等。激素联合细胞毒药物在 IgA 肾病治疗中的应用。可明显延缓 IgA 肾病肾功能的进展和降低尿蛋白、改善病理损伤。

(三)清除循环免疫复合物

血浆置换能迅速清除 IgA 免疫复合物,主要用于急进性 IgA 肾病患者。

(四)减轻肾小球病理损害,延缓其进展

如以下内容所述。

1.抗凝、抗血小板聚集及促纤溶药物

IgA 肾病患者除系膜区有 IgA 沉积外,常并发有 C3、IgM、IgG 沉积,部分还伴有纤维蛋白原沉积,故大多数主张用抗凝、抗血小板聚集及促纤溶药物治疗,如肝素、尿激酶、华法林、双嘧达莫等。

2.血管紧张素转化酶抑制药(ACEI)

该类药物的作用主要是扩张肾小球出球小动脉,降低肾小球内高灌注及基底膜的通透性,抑制系膜增生,对于减少 IgA 肾病患者尿蛋白,降血压,保护肾功能有较肯定的疗效。ACEI 在 IgA 肾病治疗中的应用。可明显减少患者蛋白尿的排出或改善和延缓肾功能进展。

3.鱼油

鱼油含有丰富的多聚不饱和脂肪酸,可减轻肾小球损伤和肾小球硬化。

五、护理

(一)护理评估

1.水肿

患者眼睑及双下肢水肿。

2.血尿

肉眼血尿或镜下血尿。

3.蛋白尿

泡沫尿,尿蛋白。

4.上呼吸道感染

扁桃体炎、咽炎等。

5.高血压。

(二)护理要点及措施

1.病情观察

(1)意识状态、呼吸频率、心率、血压、体温。

(2)肾穿刺术后观察患者的尿色、尿量,以及有无腰痛、腹痛和出血。

(3)自理能力和需要,有无担忧、焦虑、自卑异常心理。

(4)观察患者水肿变化:详细记录24h出入量,每天记录腹围、体重,每周送检尿常规2～3次。

(5)严重水肿和高血压时需卧床休息,一般无须严格限制活动,根据病情适当安排文娱活动,使患者精神愉快。

2.症状护理

(1)监测生命体征、血压及用药反应。注意观察有无出血及感染现象。

(2)观察疼痛的性质、部位、强度、持续时间等,解释疼痛的原因。协助患者变换体位以减轻疼痛。让患者听音乐,与人交谈来分散注意力以减轻疼痛。遵医嘱给予镇痛药并观察疗效及不良反应。

(3)长时间卧床休息时注意皮肤的护理,预防压疮的出现,肾穿刺后4～6h,在医师允许的情况下可翻身侧卧。

(4)观察尿色,如有血尿,立即告知医师,遵医嘱给予止血药物。

(5)观察患者排尿情况,对床上排尿困难的患者先给予诱导排尿,如仍排不出,可给予导尿。

3.一般护理

(1)患者要注意休息:卧床休息可以松弛肌肉有利于疾病的康复。剧烈活动可见血尿,因剧烈活动时,肾脏血管收缩,导致肾血流量减少,氧供应暂时不足,导致肾小球毛细血管的通透性增加,从而引起血尿,使原有血尿加重。

(2)每天监测血压:密切观察血压、水肿、尿量变化;一旦血压上升,尿量减少时,应警惕慢性肾衰竭。

(3)观察疼痛的性质、部位、强度、持续时间等。疼痛严重时可局部热敷或理疗。

(4)加强锻炼:锻炼身体,增强体质,预防感冒,积极预防感染和疮疖等皮肤疾病。

(5)注意扁桃体的变化:急性扁桃体炎能诱发血尿的发作,扁桃体摘除后血尿明显减少、蛋白尿降低,血清中的IgA水平也降低。

(6)注意病情的变化:一要观察水肿的程度、部位、皮肤情况;二要观察水肿的伴随症状,如倦怠、乏力、高血压、食欲减退、恶心呕吐;三要观察尿量、颜色、饮水量的变化,经常监测尿镜检或尿沉渣分析的指标。

(7)注意避免使用对肾脏有损害的药物:有很多中成药和中草药对肾脏有一定的毒性,可以损害肾功能,应注意。

(三)健康教育

(1)患者出院后避免过度劳累、外伤、保持情绪稳定,按时服药,避免受凉感冒及各种感染。在呼吸道感染疾病流行期,尽量少到公共场所。

(2)在医师的指导下合理使用糖皮质激素(包括泼尼松和甲泼尼龙)免疫抑制药等药物,不得私自减药,必须在医师的指导下,方可减药。

(3)注意可适量运动,锻炼身体增强体质,但不能运动过量,特别注意腰部不要过度受力,以免影响肾穿部位,导致出血。患者要根据自己的情况选择一些有助于恢复健康的运动。

(4)定期复查,随时门诊就医看诊。

(5)不能过于劳累,作息有规律,要保持健康、宽容的心态;季节交换时,注意加减衣服,以避免感冒;少食辛辣、高蛋白食物等。通过综合调节,达到治愈或延缓疾病进展的目的。

第六节　急进性肾小球肾炎

急进性肾小球肾炎是以急性肾炎综合征、肾功能急剧恶化、多早期出现少尿型急性肾衰竭为临床特征,病理类型为新月体肾小球肾炎的一组疾病。根据免疫病理可分为 3 型:Ⅰ型(抗肾小球基膜型)、Ⅱ型(免疫复合物型)、Ⅲ型(无免疫复合物)。

二、病因及发病机制

引起急进性肾炎的有下列疾病。

(一)原发性肾小球疾病

(1)原发性弥散性新月体肾炎。

(2)继发于其他原发性肾小球肾炎:如膜增生性肾小球肾炎、IgA 肾炎等。

(二)继发于全身性疾病

急性链球菌感染后肾小球肾炎、急性感染性心内膜炎、系统性红斑狼疮,肺出血—肾炎综合征等。

三、病理

病理类型为新月体肾小球肾炎。光镜下以广泛的大新月体形成为主要特征,病变早期为细胞新月体,后期为纤维新月体。另外,Ⅱ型常伴有肾小球内皮细胞和系膜细胞增生,Ⅲ型常可见肾小球节段性纤维素样坏死。免疫病理学检查是分型的主要依据,Ⅰ型 IgG 和 C3 呈光滑线条状沿肾小球毛细血管壁分布;Ⅱ型 IgG 和 C3 呈颗粒状沉积于系膜区及毛细血管壁;Ⅲ型肾小球内无或仅有微量免疫沉积物。电镜下可见Ⅱ型电子致密物在系膜区和内皮下沉积,Ⅰ型和Ⅲ型无电子致密物。

四、护理评估

(一)健康史

护士要询问患者有无近期感染,特别是皮肤及上呼吸道感染(例如近期得过皮肤脓疱疮、咽炎、扁桃体炎等)。有无近期外出或旅游而暴露于病毒、细菌、真菌或寄生虫的情况。

(二)身体评估

患者可有前驱呼吸道感染,起病多突然,病情急骤进展。急性肾炎综合征(血尿、蛋白尿、水肿、高血压)、早期出现少尿或无尿、进行性肾功能恶化并发展成尿毒症,为其临床特征,此病可有 3 种转归:①在数周内迅速发展为尿毒症。②肾功能损害的进行速度较慢,在几个月或 1 年内发展为尿毒症。③少数患者治疗后病情稳定,甚至痊愈或残留不同程度肾功能损害。

(三)辅助检查

(1)血尿素氮及肌酐呈持续性增高,内生肌酐清除率明显降低,不同程度的代谢性酸中毒及高血钾,血钙一般正常,血磷也在正常范围,镜下血尿。

(2)血常规有贫血表现。

(3)免疫学检查异常主要有抗 GBM 抗体阳性(Ⅰ型)、ANCA 阳性(Ⅲ型)。此外,Ⅱ型患者的血循环免疫复合物及冷球蛋白可呈阳性,并可伴血清补体 C3 降低。

(四)心理社会评估

(1)评估患者对疾病的反应,护士要耐心听取患者的倾诉以判断他(或她)对患病的态度。

(2)评估可能会帮助患者的家属、朋友、重要关系人的能力。

(3)评估患者及其家属对疾病治疗的态度。

五、护理诊断及医护合作性问题

(一)营养不良:低于机体需要量

营养不良:低于机体需要量与食欲缺乏,摄入量减少有关。

(二)潜在并发症

急性充血性心力衰竭、高血压脑病、急性肾衰竭。

(三)有感染的危险

感染与机体免疫力低下有关。

(四)体液过多

体液过多与肾功能损害、水钠潴留有关。

(五)焦虑

焦虑与缺乏诊断及治疗的相关知识,或对治疗及预后不可知有关。

六、计划与实施

急进性肾小球肾炎的治疗包括针对急性免疫介导性炎症病变的强化治疗以及针对肾病变后果的对症治疗两方面。总体治疗目标是患者能够维持营养平衡,维持出入量平衡,维持水电解质和酸碱平衡,无感染发生,焦虑程度减轻。

(一)一般治疗及护理

患者应卧床休息,进低盐、低蛋白饮食,每天每千克体重所给蛋白质量及水分可按急性肾炎原则处理,纠正代谢性酸中毒及防治高钾血症。注意个人卫生,保持皮肤清洁,要经常用温水擦洗,剪短指甲以免抓破皮肤。保持床铺被褥整洁、干燥、平整,预防皮肤感染。一旦发生感染后及早给予青霉素或敏感抗生素治疗。

(二)强化血浆置换疗法

应用血浆置换机分离患者的血浆和血细胞,弃去血浆,以等量正常人的血浆和患者血细胞重新输入体内,以降低血中抗体或免疫复合物浓度。通常每天或隔天 1 次,每次置换血浆 2～4L,直到血清抗体或免疫复合物转阴、病情好转,一般需置换 10 次左右。该疗法需配合糖皮质激素及细胞毒药物,以防止在机体大量丢失免疫球蛋白后大量合成而造成反跳。该疗法适用于各型急进性肾炎,但主要适用于Ⅰ型。

(三)甲泼尼龙冲击伴环磷酰胺治疗

以抑制炎症反应,减少抗体生成,为强化治疗之一。甲泼尼龙 500～1000mg 溶于 5% 葡萄糖液中静脉点滴,每天或隔天 1 次,3 次为 1 个疗程。甲泼尼龙冲击疗法也需伴以泼尼松及环磷酰胺口服治疗。甲泼尼龙冲击时护士应注意观察有无感染和水、钠潴留等不良反应。

(四)替代治疗

急性肾衰竭已达透析指征者,应及时透析。肾移植应在病情静止半年后进行。

(五)健康教育

护士应给患者相关指导,包括用药、饮食、活动的方法。教育患者增强自我保健意识,预防感染,防止受凉;呼吸道感染高发季节应避免或尽量减少到人群密集的场所,以避免发生感染,加重病情。一旦发生感染后应及早就医。

七、预期结果与评价

(1)患者能够维持营养平衡。

(2)患者无感染发生。

(3)患者维持出入量平衡。

(4)患者维持水电解质和酸碱平衡。

(5)患者主诉焦虑程度减轻。

第五章 神经系统疾病的护理

第一节 脑梗死(缺血性脑卒中)

脑梗死(cerebral infarction,CI)又称缺血性脑卒中,是指各种原因引起脑部血液循环障碍,缺血、缺氧所导致的局限性脑组织的缺血性坏死或软化。临床最常见类型为脑血栓形成和脑栓塞。脑动脉粥样硬化为脑血栓形成最常见的病因。临床表现以猝然昏倒、不省人事、半身不遂、言语障碍、智力障碍为主要特征。治疗原则为尽早改善脑缺血区的血液循环、促进神经功能恢复。

一、一般护理

(1)急性期卧床 2～3 周,头部禁用冰袋,平卧位,意识障碍者应加床栏以防坠床。

(2)严密观察意识、瞳孔、生命体征变化。

(3)吸氧,保持呼吸道通畅,及时清除呼吸道分泌物。

(4)导尿者保持会阴部清洁、干燥。

(5)保持大便通畅。

(6)饮食护理

体位的选择。选择既安全又有利于进食的体位。能坐起的患者取坐位进食,头稍前屈;不能坐起的患者取仰卧位将床头摇起 30°,头下垫枕使头部前屈。

食物的选择。选择患者喜爱的营养丰富、易消化的食物,注意食物的色、香、味及温度。为防止误吸,应选择柔软、便于吞咽的食物。

吞咽方法的选择。空吞咽和吞咽食物交替进行;吞咽时头侧向健侧肩部,防止食物残留在患侧梨状隐窝内。

对于不能吞咽的患者,应予鼻饲饮食,并教会照顾者鼻饲的方法及注意事项,加强留置胃管的护理,并做好口腔护理。

(7)防止窒息:因疲劳有增加误吸的危险,所以进食前应注意休息;应保持进餐环境的安静、舒适;告知患者进餐时不要讲话,以避免呛咳和误吸。

(8)加强与患者交流,尤其是失语患者,保持情绪稳定,树立恢复生活的能力和信心。

(9)运动障碍和语言沟通障碍护理

评估患者言语障碍的类型、程度,患者的意识水平、心理状态、精神状态及行为表现,以及以往和目前的语言能力。

心理支持体贴、关心、尊重患者,避免挫伤患者自尊心的言行,鼓励患者克服害羞心理,当患者进行尝试和获得成功后给予表扬;鼓励家属、朋友多与患者交流,营造一种和谐的亲情氛围或语言学习环境。

康复训练由患者、家属及参与语言康复训练的医护人员共同制订语言康复计划,让患者、家属理解康复目标,根据病情选择适当的训练方法。①失语症训练:口形训练、听理解训练、口语表达训练、书写训练等。②构音障碍训练:松弛训练、发音训练、口面与发音器官训练、语言节奏训练等。③非语言交流方式训练:手势语、画图、交流板或交流手册、电脑交流装置等。

二、用药护理

(1)溶栓治疗时应观察有无出血,特别是颅内出血;抗凝药物应用时应观察有无皮肤、牙龈等出血。

(2)抗血小板聚集的药物,应监测血常规、肝功能和凝血时间等。

(3)扩管药物使用时,应注意滴速不易过快,以防静脉炎、低血压等。

(4)使用低分子肝素钙(钠)时,注意观察下肢有无疼痛、有无呼吸困难及咯血等症状。

(5)甘露醇

选择较粗大的静脉给药,以保证药物能快速静脉滴注(250mL 在 15～30min 内滴完),注意观察用药后患者的尿量和尿液颜色,准确记录 24h 出入量。

定时复查尿常规、血生化和肾功能,观察有无药物结晶阻塞肾小管所致少尿、血尿、蛋白尿及血尿素氮升高等急性肾衰竭表现;观察有无脱水速度过快所致头痛、呕吐、意识障碍等低颅压综合征的表现,并注意与高颅压进行鉴别。

三、健康教育

(1)对有发病危险因素或病史者,指导进食高蛋白、高维生素、低盐、低脂、低热量清淡饮食,多食新鲜蔬菜、水果、谷类、鱼类和豆类,保持能量供需平衡。戒烟、限酒。

(2)遵医嘱规则用药,控制血压、血糖、血脂和抗血小板聚集,定期复查。

(3)告知患者改变不良生活方式,坚持每天进行 30min 以上的慢跑、散步等运动。合理休息和娱乐。

(4)对有短暂性脑缺血发作的患者,指导在改变体位时应缓慢,避免突然转动颈部;洗澡时间不宜过长,水温不宜过高;外出时有人陪伴;气候变化注意保暖,防止感冒。

(5)告知患者及其家属疾病发生的基本病因和主要危险因素、早期症状和及时就诊的指征。

(6)告知患者及其家属康复治疗的知识和功能锻炼的方法,帮助分析和消除不利于疾病康复因素,落实康复计划,并与康复治疗师保持联系,以便根据康复情况及时调整康复训练方案。

(7)鼓励患者从事力所能及的家务劳动,日常生活不过度依赖他人;告知患者及其家属功能恢复需经历的过程,使患者及其家属克服急于求成的心理,做到坚持锻炼,循序渐进。

(8)嘱家属在物质和精神上对患者提供帮助和支持,使患者体会到来自多方面的温暖,树立战胜疾病的信心。同时,也要避免患者产生依赖心理,增强自我照顾能力。

四、护理质量评价标准

(1)患者掌握肢体功能锻炼的方法并在医护人员和家属协助下主动活动,肌力增强,生活自理能力提高,无压疮和坠积性肺炎等并发症。

(2)能通过非语言沟通表达自己的需求,主动进行语言康复训练,语言表达能力增强。

(3)掌握正确的进食或鼻饲方法,吞咽功能逐渐恢复,未发生营养不良、误吸、窒息等并发症。

第二节　脑出血

　　脑出血(intra cerebral hemorrhage,ICH)是指原发性非外伤性脑实质内出血,也称自发性脑出血,占急性脑血管病的 20%～30%,年发病率为(60～80)/10 万人,急性期病死率为30%～40%,是病死率最高的脑卒中类型。最常见病为高血压合并小动脉硬化、微动脉瘤或者微血管瘤,其他包括脑血管畸形、脑膜动静脉畸形、淀粉样脑血管病、囊性血管瘤、颅内静脉血栓形成、特异性动脉炎、真菌性动脉炎,烟雾病和动脉解剖变异、血管炎、瘤卒中等。脑出血多见于 50 岁以上有高血压病史者,男性较女性多见,冬季发病率高;体力活动或情绪激动时发病,多无前驱症状;有肢体偏瘫、失语等局灶定位症状和剧烈头痛、喷射性呕吐、意识障碍等全脑症状;发病时血压明显升高。治疗上以脱水降颅压、调节血压、防止继续出血、减轻血肿所致继发性损害、促进神经功能恢复、加强护理防治并发症。

一、一般护理

　　(1)保持患者情绪稳定,限制探视。尽量减少病员搬动,绝对卧床休息 2～4 周。急性期卧床 3～4 周,蛛网膜下隙出血者卧床 4～6 周,头部抬高 15°～30°,躁动不安者加置床档以防坠床。

　　(2)急性期脑出血发病 24h 内禁食,24h 病情平稳可鼻饲流质。可进食者,给予低盐、低脂,多食富含维生素的蔬菜、水果,适量饮水,禁忌辛辣刺激性食物,保持大便通畅。

　　(3)急性出血期每天床上擦浴 1～2 次,每次 2～3h 应协助患者变换体位 1 次,变换体位时尽量减少头部摆动幅度,以免加重出血。

　　(4)注意保持床单位整洁、干燥,有条件的应使用气垫床或自动减压床,以预防压疮。

二、病情观察及症状护理

　　(1)严密观察意识、瞳孔、生命体征变化、脑疝的前驱症状。如出现意识障碍加重、头痛剧烈、瞳孔大小不等、血压升高、呼吸、脉搏减少等及时通知医生,配合抢救,并做好记录。

　　(2)保持呼吸道通畅,及时清除口鼻腔分泌物,定时翻身、拍背、吸痰,必要时气管切开,按气管切开护理。

　　(3)加强对胃部应激性溃疡、出血监护,严密观察呕吐物和大便的颜色、性质。

　　(4)高热者、昏迷者按高热昏迷护理常规。

三、潜在并发症

1.脑疝

　　(1)密切观察瞳孔、意识、体温、脉搏、呼吸、血压等生命体征,如患者出现剧烈头痛、喷射性呕吐、烦躁不安、血压升高、脉搏减慢、意识障碍进行性加重、双侧瞳孔不等大、呼吸不规则等脑疝的先兆表现,应立即报告医生。

　　(2)配合抢救。立即为患者吸氧并迅速建立静脉通道,遵医嘱快速静脉滴注甘露醇或静脉注射呋塞米。甘露醇应在 15～30min 内滴完,避免药物外渗。注意甘露醇的致肾衰竭作用,观察尿量和尿液颜色,定期复查电解质。

2.上消化道出血

(1)病情监测。①观察患者有无恶心、上腹部疼痛、饱胀、呕血、黑便、尿量减少等症状和体征;②观察患者大便的量、颜色和性状,进行大便隐血试验及时发现小量出血;③观察患者有无面色苍白、口唇发绀、皮肤湿冷、烦躁不安、尿量减少、血压下降等失血性休克的表现并配合抢救,遵医嘱补充血容量、纠正酸中毒、应用血管活性药物和 H_2 受体拮抗剂或质子泵抑制剂。

(2)心理护理。告知患者及其家属上消化道出血的原因,安慰患者,消除其紧张情绪,创造安静舒适的环境,保证患者休息。

(3)饮食护理。遵医嘱禁食,出血停止后给予清淡、易消化、无刺激性、营养丰富的温凉、流质饮食,少量多餐,防止胃黏膜损伤及加重出血。

(4)用药护理。遵医嘱应用 H_2 受体拮抗剂,如雷尼替丁、质子泵抑制剂减少胃酸分泌,冰盐水＋去甲肾上腺素胃管注入止血,枸橼酸铋钾口服保护胃黏膜等。注意观察药物的疗效和不良反应,如奥美拉唑使转氨酶升高、枸橼酸铋钾使大便发黑。

四、健康教育

(1)疾病恢复期加强肢体功能锻炼,避免关节强直,加强语言功能训练。

(2)建立健康的生活方式,保证充足睡眠,适当运动,避免体力或脑力过度劳累和突然用力。

(3)进低盐、低脂、高蛋白、高维生素饮食;戒烟、酒;养成定时排便的习惯,保持大便通畅。

(4)告知患者及其家属疾病的基本病因、主要危险因素和防治原则,如遵医嘱正确服用降压药物,维持血压稳定。

(5)教会患者及其家属测量血压的方法和对疾病早期表现的识别,发现血压异常波动或无诱因的剧烈头痛、头晕、昏厥、肢体麻木、乏力或语音交流困难等症状,应及时就医。

(6)教会患者及其家属自我护理的方法和康复训练技巧,如向健侧和患侧的翻身训练、桥式运动等肢体功能训练及语言和感觉功能训练的方法。

五、护理质量评价标准

(1)患者没有发生因意识障碍而并发的误吸、窒息、压疮和感染。

(2)发生脑疝、上消化道出血时得到及时发现与抢救。

(3)能适应长期卧床的状态,生活需要得到满足。

第三节　蛛网膜下腔出血

蛛网膜下腔出血(subar achnoid hemorrhage,SAH)是多种病因致脑底部或脑表面血管破裂,血液流入蛛网膜下腔引起的一种临床综合征,又称原发性蛛网膜下腔出血。脑实质和脑室出血、硬膜外或硬膜下血管破裂流入蛛网膜下腔者,称为继发性蛛网膜下腔出血。最常见病因为颅内动脉瘤和脑(脊髓)血管畸形。以青壮年多见,女性多于男性,头痛、呕吐、脑膜刺激征阳性为主要临床表现。治疗上脱水降颅压、控制脑水肿、调整血压,预防感染。

一、一般护理

(1)一般患者卧床休息,病情危重者绝对卧床休息。慢性退行性疾病患者应鼓励下床做轻便活动。昏迷、呼吸道分泌物增多不宜咳出者取平卧位或半卧位,头偏向一侧。

(2)给予营养丰富的饮食,多吃新鲜蔬菜及水果,以利大便通畅。轻度吞咽困难者给流质或半流质,进食宜慢,防止呛入气管。昏迷、吞咽困难者视病情给予鼻饲。高热及泌尿系统感染者鼓励多饮水。昏迷、偏瘫、癫痫发作者应拉起床档,防止坠床。

(3)尿潴留者给予导尿,做好护理,防止泌尿系统感染。

(4)保存口腔、皮肤、会阴部的清洁。

(5)瘫痪肢体保存功能位置,各个关节防止过伸及过展,可用夹板等扶托。定时进行按摩、被动运动,鼓励主动运动,预防肌肉萎缩、肢体痉挛畸形。

(6)病情危重者做好护理记录。

(7)备好有关的急救器械和药品,并保存其良好的功能。

(8)严格绝对卧床 4～6 周,尽量减少搬动,2 周内头部抬高 15°～30°,应尽量减少探望,保持平和、稳定的情绪。

(9)急性期剧烈呕吐者暂禁食,防止呕吐误吸引起窒息或肺部感染。恢复期患者应给予易消化、低盐、低脂、高蛋白食物,保持大便通畅。

(10)告知患者绝对卧床的重要性,保持情绪稳定,配合治疗,树立战胜疾病的信心。

(11)意识障碍或出现精神症状的患者,应加床档或约束带制动,以防止患者自行拔除输液管或胃管及坠床等意外发生。

(12)心理护理:告知患者及其家属疾病的过程与预后,使患者及其家属了解检查的目的等相关知识。耐心向患者解释头痛发生的原因及可能持续的时间,使患者了解随着出血停止和血肿吸收,头痛会逐渐缓解。

二、病情观察

(1)观察患者头痛情况,如患者出现头部胀痛、针刺样痛、剧烈疼痛等,及时遵医嘱给予降颅压治疗。

(2)观察有无头痛、呕吐、意识障碍等脑水肿、颅内压增高的症状,及时发现脑疝前驱症状,发现后立即通知医生,并协助医师抢救。

(3)对于高热患者应给予物理降温和氧气吸入,以减轻脑部耗氧量。中枢性高热者予物理降温,可应用亚低温治疗仪冰毯降温。

(4)血管痉挛者遵医嘱使用尼莫地平/尼莫同。

三、用药指导

(1)使用防止血管痉挛的药物时(如尼莫同),要注意控制速度并监测血压的变化。

(2)甘露醇应快速静脉滴注,注意观察尿的颜色和量,记录 24h 出入量,定期复查电解质。

四、潜在并发症——再出血

1.活动与休息

(1)强调绝对卧床 4～6 周并抬高床头 15°～20°,告知患者及其家属绝对卧床休息的重要性,避免搬动和过早下床活动。

(2)保持病室安静、舒适,避免不良的声、光刺激,严格限制探视,治疗和护理活动集中进行。

2.避免诱因

告知患者及其家属应避免导致血压和颅内压升高,进而诱发再出血的各种危险因素,如精神紧张、情绪激动、剧烈咳嗽、用力排便,必要时遵医嘱应用镇静剂、缓泻剂等药物。

3.病情监测

蛛网膜下腔再出血发生率较高。颅内动脉瘤发病后 24h 内再出血的风险最大,应密切观察患者在症状、体征好转后,有无再次剧烈头痛、恶心、呕吐、意识障碍加重、原有局灶症状和体征重新出血等表现,如发现异常及时报告医生处理。

五、健康指导

(1)预防再出血。告知患者情绪稳定对疾病恢复和减少复发的意义,使患者了解遵医嘱绝对卧床并积极配合治疗和护理。指导患者劳逸结合,避免剧烈活动和重体力劳动。

(2)保持情绪稳定,给予高蛋白、高含维生素的饮食,多食蔬菜、水果,养成良好的排便习惯。

(3)女性患者 1~2 年内避免妊娠和分娩。

(4)向患者及其家属介绍疾病的病因、诱因、临床表现、应进行的相关检查、病程和预后、防治原则和自我护理的方法。

六、护理质量评价标准

(1)安静舒适的修养环境。

(2)床单位整洁整齐。

(3)病情观察细致,及时通知医生急救。

(4)未发生脑疝或脑疝得到控制。

(5)患者情绪稳定、积极配合休息和治疗。

(6)无护理并发症发生。

第四节　癫痫

癫痫(epilepsy)是由不同病因导致脑部神经元高度同步化异常放电引起的,以短暂性中枢神经系统功能失常为特征的慢性脑部疾病,是发作性意识丧失的常见原因。因异常放电神经元的位置和异常放电波及的范围不同,患者可表现为感觉、运动、意识、精神、行为、自主神经功能障碍。流行病学资料显示,癫痫的患病率为 5‰,年发病率为(50~70)/10 万,病死率为(1.3~3.6)/10 万。癫痫可见于各年龄组,青少年和老年是发病的两个高峰阶段。发病原因尚不明确;临床表现的共同特征为发作性、短暂性、刻板性、重复性。治疗以药物治疗为主,控制发作或最大限度地减少发作次数。

一、一般护理

(1)生活要有规律,保持充足睡眠,成人每天 7~9h,儿童 8~10h,避免过度劳累。发作间歇期活动注意安全,有发烧先兆者卧床休息。

（2）给予高热量、清淡、易消化饮食,避免过饱,多食鱼、虾、蛋、绿色蔬菜等;忌暴饮、暴食和饥饿。

（3）保持心情愉快,情绪平稳。该疾病通过正规治疗是可以控制的。

（4）心理护理:抗癫痫药物均有不同程度的不良反应,长期用药加之疾病的反复发作,为患者带来沉重的精神负担,易产生紧张、焦虑、抑郁、淡漠、易怒等不良心理问题。护士应仔细观察患者的心理反应,关心、理解、尊重患者,鼓励患者表达自己的心理感受,指导患者面对现实,采取积极的应对方式,配合长期药物治疗。

（5）保持呼吸道通畅:置患者于头低侧卧位或平卧位,头偏向一侧,松开领带和衣扣,解开腰带;取下活动性义齿,及时清除口腔和鼻腔分泌物。

（6）癫痫发作期安全护理

告知患者有前驱症状时立即平卧;活动状态时发作,陪伴者应立即将患者缓慢置于平卧位,防止外伤。切忌外伤,切忌用力按压患者抽搐肢体,以防骨折和脱臼。

对癫痫持续状态、极度躁动或发作停止后意识恢复过程中有短时躁动的患者,应由专人守护,加保护性床档。必要时用约束带适当约束。

遵医嘱立即缓慢静脉注射地西泮,快速静脉滴注甘露醇,注意观察用药效果,和有无出现呼吸抑制、肾脏损害等不良反应。

（7）发作间歇期安全护理

给患者创造安全、安静的修养环境,保持室内光线柔和、无刺激。

床旁桌上不放置热水瓶、玻璃杯等危险物品。

对于有癫痫发作史并有外伤史的患者,在病室内显著位置放置"谨防跌倒,小心舌咬伤"的警示牌,随时提醒患者及其家属,以及医护人员做好防止发生意外的准备。

二、病情观察

（1）密切观察生命体征及意识、瞳孔变化。

（2）注意发作过程中有无心率增快、血压升高、呼吸减慢或暂停、瞳孔散大、牙关紧闭、大小便失禁等。

（3）观察并记录发作的类型、发作频率与发作持续时间。

（4）观察发作停止后患者意识完全恢复的时间,有无头痛、疲乏及行为异常。

三、用药护理

（1）遵医嘱用药,不可随意增减药物剂量及停药或换药,坚持长期服药,餐后服用。

（2）用药前进行血、尿常规和肝、肾功能检查,用药期间监测血药浓度并定期复查相关项目,以及时发现肝损伤、神经系统损害、智能和行为改变等严重不良反应。

（3）向患者及其家属介绍用药的原则、所用药物的常见不良反应和应注意的问题,在医护人员指导下增减剂量和停药。

四、健康教育

（1）向患者及其家属介绍疾病及其治疗的相关知识和自我护理的方法。

（2）患者应充分休息,环境安静适宜,养成良好的生活习惯,注意劳逸结合。

（3）告知患者避免劳累、睡眠不足、饥饿、饮酒、便秘、情绪激动、妊娠与分娩、强烈的声光刺激。

（4）告知患者遵医嘱坚持长期、规律用药，切忌突然停药、减药、漏服药及自行换药，尤其应防止在服药控制发作后不久自行停药。

（5）告知患者坚持复查，首次服药后 5～7d 查抗癫痫药物的血药浓度，每 3～6 个月复查 1 次。

（6）每月检查血常规和每季检查肝、肾功能，以动态观察抗癫痫药物的血药浓度和药物不良反应。

（7）告知患者外出时携带写有姓名、年龄、所患疾病、住址、家人联系方式的信息卡。在病情未得到良好控制时，室外活动或外出就诊时应有家属陪伴，佩戴安全帽。

（8）特发性癫痫且有家族史的女性患者，婚后不宜生育；双方均有癫痫，或一方有癫痫，另一方有家族史者不宜结婚。

五、护理质量评价标准

（1）患者安全，使用保护措施，家属了解不宜的工作和生活方式。

（2）长期服药者按时服药及复查，不得自行停药或减量。

（3）观察病情细致，病情变化积极配合处理。

第五节　急性炎症性脱髓鞘性多发性神经病

急性炎症性脱髓鞘性多发性神经病（acute inflammatory demyelinationg polyradiculoneuropathies，AIDP）又称吉兰—巴雷综合征（Guillain-Barre syndrome，GBS），为急性或亚急性起病的大多可恢复的多发性脊神经根（可伴脑神经）受累的一组疾病。首发症状为四肢对称性无力、由远端向近端发展弛缓性瘫痪、袜套手套样感觉异常等。各年龄组均可发病，起病多为急性或亚急性，男性多于女性，夏秋之交发病率最高，乡村多于城镇。多数患者发病前有 1～4 周上呼吸道或消化道感染症状。治疗主要有血浆置换疗法，免疫球蛋白应用和糖皮质激素冲击疗法。

一、一般护理

（1）急性期绝对卧床休息，呼吸肌瘫痪者取平卧位时头偏向一侧。避免剧烈活动，保证充足睡眠。

（2）给予高热量、高蛋白、易消化的流质或半流质食物；如出现吞咽障碍，及早给予鼻饲，防止反流性窒息和坠积性肺炎。

（3）保持情绪稳定，应用激素治疗时可有出汗增多，需要勤更衣擦洗，注意预防感冒。出汗多者需多饮水，补充足够水分。

（4）给氧持续低流量给氧，并保持输氧管道的通畅。

（5）保持呼吸道通畅，指导患者半坐卧位，鼓励患者深呼吸和有效咳嗽，协助翻身、拍背或体位引流，及时清除口、鼻腔和呼吸道分泌物，必要时吸痰。

（6）心理护理该病起病急、进展快,患者常因呼吸费力而紧张、恐惧,害怕呼吸停止,害怕气管切开及恐惧死亡,常表现为躁动不安及依赖心理。护士应及时了解患者的心理状况,主动关心患者,尽可能陪伴在患者身边,耐心倾听患者的感受,告知医护人员认真仔细观察其病情的细微变化,使其情绪稳定、安心和放心休息。

（7）预防并发症重症 GBS 因为瘫痪、气管切开和机械通气,往往卧床时间较长,机体抵抗力低下,除容易发生肺部感染、压疮、营养失调外,还可导致下肢静脉血栓形成、肢体挛缩和肌肉失用性萎缩、便秘、尿潴留等并发症。

二、病情观察

（1）注意呼吸频率、节律与深浅度,如咳嗽无力、呼吸异常则提示呼吸肌麻痹,立即吸氧吸痰,通知医生,备好简易呼吸气囊或呼吸机行人工辅助呼吸。保持呼吸道的通畅。

（2）加强护理,多翻身,以防压疮;早期进行肢体功能锻炼。

（3）疼痛观察疼痛情况,肢体疼痛严重遵医嘱予镇静止痛剂。

（4）防止因迷走神经受累而引起心搏骤停,注意心率、心律、血压变化,如有心肌损害,控制输液速度,并记录出入液量。

（5）由面神经损伤引起眼睑闭合不全,涂抗生素眼膏,加眼罩或纱布覆盖,以防眼角膜溃疡或结膜炎。

三、用药护理

（1）根据患者需要和理解能力,对患者进行有针对性的合理用药指导。

（2）遵医嘱给予镇痛药,禁用哌替啶等麻醉性止痛剂。

（3）激素早期短时应用、大剂量丙种球蛋白静脉应用,血浆交换治疗,一般在发病 2 周内采用,可减轻症状,降低并发症发生。遵医嘱应用神经营养药物,如辅酶 A、弥可保等。

（4）使用糖皮质激素治疗时可能出现应激性溃疡所致消化道出血,应观察有无胃部疼痛不适和柏油样大便等,留置鼻胃管的患者应定时回抽胃液,注意胃液的颜色、性质。

四、健康教育

（1）消除患者紧张因素,减少自卑感和焦虑感,配合治疗。

（2）指导患者及其家属做瘫痪肢体的按摩和被动运动,坚持肢体功能锻炼,提高生活自理能力。

（3）劝其戒烟,加强营养,进易消化食物,多食蔬菜、水果。

（4）尽量不去公共场所,预防感冒;避免劳累、受凉;生活要有规律。

（5）告知患者及其家属消化道出血、营养失调、压疮、下肢静脉血栓形成的表现及预防窒息的方法。当患者出现胃部不适、腹痛、柏油样大便,肢体肿胀疼痛,以及咳嗽、咳痰、发热、外伤等情况时立即就诊。

五、护理质量评价标准

（1）患者基本生活需要得到满足。

（2）患者呼吸道通畅,呼吸道分泌物能及时排出。

（3）患者体重无明显减轻,皮肤弹性良好,各项营养检查达到正常水平。

第六节　重症肌无力

　　重症肌无力(myasthe niagravis,MG)是一种由神经－肌肉接头突触后模上乙酰胆碱受体受损,传递功能障碍所引起的自身免疫性疾病,临床表现为部分或全身骨骼肌无力和易疲劳,活动后症状加重,经休息后症状减轻。患病率为(77～150)/100万,年发病率为(4～11)/100万。女性患病率大于男性,约为3∶2。各年龄段均有发病,儿童以1～5岁居多。发病原因主要为两大类:一类是先天性遗传性;另一类为自身免疫性(最常见)。主要以药物治疗为主。

一、一般护理

　　(1)指导患者充分休息,活动宜选择清晨、休息后或肌无力症状较轻时进行,并自我调节活动量,以不感到疲劳为原则。重症患者,呼吸困难可取半卧位,加床档保护;危象者应绝对卧床休息,抬高床头。

　　(2)加强患者的饮食护理:患者往往有咀嚼、吞咽困难,应遵医嘱按时服用抗胆碱酯酶类药物。安排患者在用药后15～30min药效出现和肌无力改善时,应立即协助患者进食。为保证安全,进食时患者身边应有护理人员或家属,以免发生呛咳、窒息或呼吸骤停等。给予高蛋白、高热量、高维生素、清淡饮食,以半流食或软食为宜,进食要慢,对不能进食者,给予鼻饲混合奶,要保证患者营养,增强机体的免疫力。重症患者可予鼻饲流质饮食。

　　(3)鼓励患者采取有效的方式向医护人员和家属表达自己的需求,树立战胜疾病的信心。

　　(4)保持呼吸道通畅,鼓励患者咳嗽和深呼吸,抬高床头,及时吸痰,清除口腔和鼻腔分泌物,遵医嘱给予氧气吸入。床边备吸引器、气管切开物品,危象者观察呼吸形态,遵医嘱给予吸氧、呼吸兴奋剂等,配合医生气管切开,呼吸机支持呼吸。

　　(5)重症肌无力危象护理

　　重症肌无力危象类型。①肌无力危象:为疾病严重发展的表现,注射新斯的明后显著好转为其特点;②胆碱能危象:系抗胆碱酯酶药物过量引起的呼吸困难,常伴瞳孔缩小、多汗、唾液分泌增多等,注射新斯的明无效,症状反而加重;③反拗危象:系在服用抗胆碱酯酶药物期间,因感染、手术、分娩等致患者对药物治疗无效,而出现呼吸困难,注射新斯的明无效,也不加重症状。

　　危象处理。①一旦发生呼吸肌麻痹,立即行气管切开,应用人工呼吸器辅助呼吸,并依危象的不同类型采取相应处理方法;②肌无力危象:患者突然出现呼吸困难、躁动不安、心率加快、发绀,应立即吸氧,清理呼吸道分泌物。嘱患者保持安静,降低耗氧量,必要时气管插管,使用人工呼吸机。使用人工呼吸机时,要有专人护理,并密切观察患者意识、血压及心率变化,定期做血气分析。加大新斯的明用量;③胆碱能危象和反拗危象者暂停抗胆碱酯酶药物的应用,并对症治疗。

　　危象是MG最危急状态,病死率在15.4%～50%。在上述处理同时,应保持呼吸道通畅、积极控制感染、应用糖皮质激素。做好气管切开的护理(同吉兰—巴雷综合征气管切开护理),每天换药时注意观察伤口,及时清理呼吸道分泌物,保持呼吸道通畅,保证良好的肺内气体交换。

危象解除后护理。危象解除后应遵医嘱继续服用抗乙酰胆碱酯酶类药物,以巩固和增强疗效,防止肌无力危象的再次发生。

(6)加强对患者的巡视:对不能发音或构音障碍及常易在夜晚入睡后发生危象的患者,要加强巡视,认真听取患者的主诉,如有异常,立即报告医师,及时处理。

二、病情观察

(1)密切观察病情,注意呼吸频率、节律与深度的改变,观察有无呼吸困难加重、发绀、咳嗽无力、腹痛、瞳孔变化、出汗、唾液或喉头分泌物增多等现象。

(2)监测生命体征、血氧饱和度,观察有无肌无力危象或胆碱能危象,备好新斯的明等药物,尽快解除危象。

(3)密切观察患者肌无力症状的变化,同时密切关注有无呼吸肌受累征象。

三、用药护理

1.糖皮质激素及免疫抑制剂的应用

多从大剂量开始。患者在用药早期(2周内)可能会出现病情加重,甚至发生危象,应严密观察呼吸变化,并做好气管切开和使用人工呼吸机的准备。长期用药者,应密切观察大便颜色,监测肝肾功能、血钾、血常规、血糖及生命体征、有无消化道出血、股骨头坏死等并发症。

2.抗胆碱酯酶药物

从小剂量开始,以保证最佳效果和维持进食能力为度。应严格掌握用药剂量和时间,以防用药不足或用药量过量导致的肌无力危象或胆碱能危险。长期服药者,应注意观察抗胆碱酯酶药物不良反应,如瞳孔缩小、流口水、出汗、腹泻腹痛及肌肉跳动等作用,前者可用阿托品对抗。严格执行用药时间及剂量,以防危象的发生。

3.免疫抑制剂

定期检查血常规,并注意肝、肾功能的变化,若出现血白细胞减少、血小板减少、胃肠道反应、出血性膀胱炎等,患者应停药。加强对患者的保护性隔离,减少医源性感染。

4.避免使用加重神经肌肉接头传递障碍或抑制呼吸肌的药物

如吗啡、利多卡因、链霉素、卡那霉素、庆大霉素、磺胺类、多菌霉素、奎宁、氨基苷类、四环素等,以及各种肌肉松弛剂等。

5.遵医嘱用药

并观察用药反应,避免用药不当导致发生危害。

四、健康教育

1.疾病知识指导

该类危象常在疲劳、服药不当、精神创伤、呼吸道感染等情况下发生。帮助患者认识疾病,指导患者建立健康的生活方式,规律生活,劳逸结合,避免劳累熬夜、精神创伤、外伤等。叮嘱患者适当活动,避免诱发因素,保证充分休息和睡眠,保持情绪稳定,勿受凉感冒。

2.心理护理

告知患者良好的心理状态和情绪对疾病治疗的重要性,保持乐观的生活态度。

3.用药指导

向患者及其家属说明该病的临床过程和治疗要求,教会患者及其家属观察病情和护理的方法。介绍所有药物的名称、剂量、常见不良反应等,指导患者遵医嘱正确服用抗胆碱药物,避免漏服、自行停服和更改药量,防止因用药不足或过量导致危象发生或加重病情。

4.饮食指导

应给予高蛋白,高热量,高维生素,富含钾、钙的饮食。告知患者及其家属避免摄入干硬、粗糙食物;进餐时尽量取坐位。

5.教会患者及其家属自我观察营养状况的方法

出现食物摄入明显减少、体重减轻或消瘦、精神不振、皮肤弹性减退等不良表现时,及时就诊。

五、护理质量评价标准

(1)患者卧位适宜,有安全保护措施。

(2)床旁备吸引器。

(3)发现病情变化及时。

(4)用药剂量准确,无剂量不足或过量导致危象的发生。

(5)危象患者无症状并发症。

第七节　帕金森病

帕金森病(Parkinson disease,PD)又称震颤麻痹,是中老年常见的神经系统变性疾病,以镇静性震颤、运动减少、肌强直和体位不稳为临床特征。常在 60 岁以后发病,男性稍多,起病缓慢,进行性发展。病因尚未明确,主要与遗传因素、环境因素、年龄老化、氧化应激等有关。药物治疗是帕金森病最主要治疗手段,主要为左旋多巴制剂。

一、一般护理

(1)给予高蛋白、高热量、低胆固醇、高维生素、营养丰富、易消化咀嚼饮食。不吃过冷或过热刺激性食物。禁软食,注意少量多餐。

(2)测试体温时,需辅助进行腋下测温,禁止口表测温。

(3)鼓励患者表达恐惧、自卑心理,给予关注和倾听,做好疏导工作,鼓励别人自我护理。

(4)生活护理:加强巡视,主动了解患者的需要,指导和鼓励患者自我护理,做自己力所能及的事情;协助患者洗漱、进食、沐浴、大小便料理和做好安全防护;增进患者的舒适感,预防并发症。

(5)采取有效沟通方式:对有言语不清、构音障碍的患者,应耐心倾听患者的主诉、了解患者的生活需要和情感需要,可指导患者采用手势、纸笔等沟通方式与他人交流;在与患者沟通过程中态度要和蔼、诚恳,注意尊重患者,不可随意打断患者说话。

(6)保持大小便通畅:对于顽固性便秘者,应指导进食含纤维素多的食物,多吃新鲜蔬菜、水果,多喝水,每天双手顺时针按摩腹部,促进肠蠕动。必要时遵医嘱给予泻剂。

(7)告知患者运动锻炼的目的在于:防止和推迟关节强直与肢体挛缩;有助于维持身体的灵活性,增加肺活量,防止便秘,保持并增强自我照顾能力。应与患者及其家属共同制订切实可行的具体锻炼计划。

(8)运上肢震颤未能控制、日常生活动作笨拙的患者,应强调避免拿热水、热汤,谨防烧伤、烫伤等;对有幻觉、错觉、欣快、抑郁、精神错乱、意识模糊或智能障碍的患者应特别强调专人陪护。护士应认真查对患者是否按时服药,有无错服或误服,药物代为保管,每次送服到口。

二、用药护理

(1)告知患者该病需要长期或终身服药治疗,让患者了解用药原则,常用药物种类与名称、剂型、用法、服药注意事项、疗效及不良反应的观察与处理。

(2)服药过程中要仔细观察震颤、肌强直和其他运动功能、语言功能的改善程度,观察患者起坐的速度、步行的姿态、讲话的音调与流利程度。

(3)服左旋多巴期间,忌服维生素 B_6、单胺氧化酶抑制剂。

(4)督促患者遵医嘱正确服药,防止错服、漏服。

三、健康教育

1.PD

为慢性进行性加重的疾病,后期常死于压疮、感染、外伤等并发症,应帮患者及其家属掌握疾病相关知识和自我护理方法,帮助分析和消除不利于个人及家庭应对的各种因素,制订切实可行的护理计划,并督促落实。

2.皮肤护理

患者因震颤和不自主运动,出汗多,易造成皮肤刺激和不舒适感,皮肤抵抗力降低,还可导致皮肤破损和继发皮肤感染,应勤洗勤换,保持皮肤卫生。

3.活动与休息

鼓励患者维持和培养兴趣爱好,坚持适当的运动和体育锻炼,做力所能及的家务劳动等,可以延缓身体功能障碍的发生和发展,从而延长寿命,提高生活质量。

4.安全指导

指导患者避免登高或操作高速运转的机器,不要单独使用煤气、热水器及锐利器械,防止受伤等意外;直立性低血压患者睡眠时应抬高床头,可穿弹力袜,避免快速坐起或下床活动,防止跌倒。

5.照顾者指导

(1)该病为一种无法根治的疾病,病程长达数年或数十年,家庭成员身心疲惫,经济负担加重,容易产生无助感,医护人员应关心照顾者及其家属,倾听他们的感受,理解他们的处境,尽量帮助他们解决困难。

(2)照顾者应关心体贴患者,协助进食、服药和日常生活的照顾。

四、护理质量评价标准

(1)床单位清洁舒适,生活需要得到满足。

(2)护理措施落实到位。

(3)安全宣教及时,无外伤、无误吸等护理并发症发生。

(4)患者情绪良好、心态健康。

(5)疾病健康宣教指导落实到位。

第八节　急性脊髓炎

急性脊髓炎为脊髓白质脱髓鞘或坏死所致的急性脊髓横惯性损害。主要表现为病变水平以下肢体运动障碍、感觉缺失及自主神经功能障碍。当病变迅速上升波及高颈段脊髓或延髓时，称为上升性脊髓炎；若脊髓内有两个以上散在病灶，称为播散性脊髓炎。该病确切的病因未明，多数为病毒感染或疫苗接种后引起的机体自身免疫性反应。任何年龄均可发病，以青壮年多见，无男女性别差异，一年四季散在发病。病前1～2周多有上呼吸道感染、腹泻等症状，或有疫苗接种史。受凉、过劳、外伤等常为发病诱因。该病的治疗原则为：减轻症状，防治并发症，加强功能训练，促进康复。

一、一般护理

（1）卧床休息，保持床铺清洁、平整、干燥。环境安静，避免不良刺激。

（2）给予高蛋白、高热量、高维生素、清淡、易消化饮食，避免辛辣刺激、油性、胀气食物，禁烟、酒。吞咽困难者给予鼻饲。

（3）关心照顾患者，帮助树立战胜疾病的信心。

（4）做好便秘、尿失禁、尿潴留的护理，防止尿路感染。

（5）促进膀胱功能恢复：对于排尿困难或尿潴留的患者可给予膀胱区按摩、热敷或进行针灸、穴位封闭等治疗，促进膀胱肌收缩、排尿；当膀胱残余尿量少于100mL时一般不再导尿，以防膀胱挛缩。

（6）留置尿管护理

严格无菌操作，定期更换尿管和无菌尿袋，每天进行尿道口清洗、消毒，防止逆行感染。

观察尿的颜色、性质与量，注意有无血尿、脓尿或结晶尿。

每4h开放1次尿管，以训练膀胱充盈与收缩功能。

鼓励患者多饮水，2500～3000mL/d，以稀释尿液、促进代谢产物的排泄。

二、病情观察

（1）评估患者运动和感觉障碍的平面是否上升；观察患者是否存在呼吸费力、吞咽困难和构音障碍。

（2）观察体温、呼吸、肢体运动、感觉障碍程度。

（3）观察患者有无药物不良反应，如消化道出血，及时通知医生。

三、用药护理

（1）如使用免疫球蛋白，应单独使用，开始慢滴，15min后可加快速度。在输注中，若出现发热、身体不适等类似过敏反应，停止输注，通知医生。

（2）糖皮质激素应用时，可引起霉菌感染、血糖及血压的升高、心律失常、肝肾功能损坏等。定期监测血常规、肝肾功能、脑脊液淋巴细胞、蛋白。

四、健康教育

1.疾病知识指导

该病恢复时间长,指导患者及其家属掌握疾病康复知识和自我护理方法,帮助分析和去除对疾病治疗与康复不利的因素。

2.康复指导

卧床期间应定时翻身,帮助患者掌握大小便的管理方法,养成良好的卫生习惯,保持清洁舒适,预防压疮;肌力开始恢复后应加强肢体的被动与主动运动,鼓励患者进行日常生活作训练。

3.预防尿路感染

带管出院者应向患者及其照顾者讲授留置导尿的相关知识和操作注意事项,防止逆行感染。保持外阴部清洁,定时开放尿管,鼓励多饮水,以达到促进代谢产物排泄、自动冲洗膀胱的目的。

五、护理质量评价标准

(1)床单位清洁舒适,生活需要得到满足。

(2)护理措施落实到位,无坠积性肺炎、失用性肌萎缩、关节强直、压疮等护理并发症发生。

(3)疾病健康指导落实。

第九节　多发性硬化

多发性硬化(multiple sclerosis,MS)是一种病因未明的以中枢神经系统脱髓鞘为主要特征的自身免疫性疾病。该病多在成年早期发病,女性多于男性,大多数患者表现为多次缓解与复发的神经功能障碍。该病多于 20～40 岁起病,男女患病比约 1∶2。约半数患者存在发病诱因,以上呼吸道感染最常见;其次为过度劳累和应急,外伤、手术、感染、妊娠、分娩、精神紧张、寒冷等均可诱发。治疗上以抑制炎症脱髓鞘病变进展,防止急性期病变恶化及缓解期复发,减轻神经功能障碍所致痛苦。

一、一般护理

1.提供安全方便的住院环境

将呼叫器置于患者床头伸手可及处,日常用品如餐具、水、便器、纸巾等定位放置于床旁,方便患者随时取用。

2.急性期卧床休息

协助保持舒适体位,变换体位有困难者给予协助翻身,防止局部长时间受压;为患者制订作息时间表,使之合理休息与活动,防止过度疲劳。

3.疾病知识指导

与患者及其家属共同讨论病情。用简单、直接的方式告知该病的病因,病程特点,病变常累及的部位,患者常出现的症状体征,治疗的目的、方法以及预后。

4.鼓励患者树立信心

掌握自我护理的方法,坚持配合治疗,坚持功能锻炼和日常生活活动训练,最大限度地维持生活自理能力。增强体质和机体免疫力,减少复发。

5.饮食指导

给予高蛋白、低脂、低糖、富含多种维生素、易消化、易吸收的清淡饮食,并维持足够的液体摄入。

6.自我护理

MS患者免疫调节异常加上反复应用免疫抑制剂治疗,机体抵抗力降低。应注意营养均衡,增强体质;鼓励患者坚持适当的体育锻炼,制订作息时间,根据体力自我调整活动量和活动范围。

二、用药护理

(1)糖皮质激素是多发性硬化急性发作和复发的主要治疗药物,有免疫调节和抗感染作用,可减轻水肿,改善轴索传导,缩短急性期和复发期病程,常采用大剂量短程疗法。因易出现钠潴留、低钾、低钙等电解质紊乱,应加强对血钾、血钠、血钙的监测。

(2)长期口服激素患者抵抗力低下,告知患者保持个人清洁卫生,避免引起感染的诱发因素。

(3)β-干扰素常见不良反应为流感样症状,可持续24～48h,2～3个月后通常不再发生;部分患者可出现注射部位红肿、疼痛;严重时可致肝损害、过敏反应等,应及时发现和报告医生处理。

三、健康教育

(1)告诉患者及其家属,MS容易在疲劳、感染、感冒、体温升高及手术创伤后复发,应注意避免。

(2)急性复发期最常见的症状为疲劳,应保证足够卧床休息,避免各种增加疲劳的因素;缓解期注意生活有规律,坚持适当的运动锻炼,劳逸结合,防止过劳。

(3)避免体温升高的因素,如勿使用热敷,沐浴时水温不宜太高。

(4)一般认为女性分娩后3个月左右容易复发,故女性患者在首次发作后2年内应避孕。

(5)指患者导遵医嘱正确服药和定期门诊检查。详细告知所用药物的名称、剂量、用法,教会观察药物疗效和不良反应,如口服激素治疗时,应遵医嘱用药,不可随意减量或突然停药。

(6)照顾者指导:MS为多次缓解—复发病程,且有进行性加重趋势,患者容易丧失治疗信心,产生悲观厌世情绪和焦虑心理,应指导家属和照顾者关心、体贴患者,给予精神支持和生活照顾,细心观察和及时识别病情变化。

四、护理质量评价标准

(1)患者卧床期间感到清洁舒适,生活需要得到满足。

(2)患者未发生感染。

(3)患者了解疾病相关知识并配合治疗。

第十节　病毒性脑炎

病毒性脑膜炎是一组有各种病毒感染引起的脑膜急性炎症性疾病,临床以发热、头痛和脑膜刺激征为主要表现。该病大多呈良性过程。85%～95%病毒性脑膜炎由肠道病毒引起,该病以夏、秋季为高发季节,在热带和亚热带地区可终年发病。儿童多见,成人也患病。多为急性起病,出现病毒感染的全身中毒症状,如发热、头痛、畏光、肌痛、恶心、呕吐、食欲减退、腹泻和全身乏力等,并可有脑膜刺激征。儿童病程常超过 1 周,成人病程可持续 2 周或更长时间。该病是一种自限性疾病,主要是对症治疗、支持治疗和防治并发症。

一、一般护理

(1)放置床档,躁动者加用约束带防止坠床。提供保护性护理。

(2)给予高热量、高维生素、高蛋白饮食,必要时给予营养支持。

(3)关心患者,耐心解释用药目的,使患者能够积极配合治疗。

二、病情观察及症状护理

(1)观察患者神志、瞳孔及生命体征变化。

(2)高热的患者头部置冰帽,物理降温。体温超过 39℃时给予酒精擦浴。

(3)对由脑炎致思维过程改变所致的定向障碍,在周围环境摆放患者熟悉的东西,鼓励患者经常看日历和钟表。

三、用药护理

遵医嘱应用抗病毒、抗生素药物,观察血常规变化。

四、健康教育

(1)指导患者坚持正规用药,适当进行体育锻炼,增强体质。避免受凉感冒、疲劳等诱因,生活要有规律。

(2)加强营养,多食高蛋白、高纤维素食物,保持大便通畅。

五、护理质量评价标准

(1)患者安全,头痛逐渐减轻,体温正常。

(2)患者情绪稳定、积极配合休息和治疗。

第六章　血液系统疾病的护理

第一节　缺铁性贫血

缺铁性贫血(iron deficiency anemia,IDA)是体内贮存铁缺乏,导致血红蛋白合成减少而引起的一种小细胞低色素性贫血。机体铁的缺乏可分为三个阶段:贮存铁耗尽、缺铁性红细胞生成和缺铁性贫血。缺铁性贫血是机体铁缺乏症的最终表现,也是各类贫血中最常见的一种,以生长发育期的儿童和育龄妇女发病率较高。主要表现为面色苍白、乏力,实验室检查为小细胞性贫血。

一、一般护理

1.休息

严重贫血(血红蛋白<60g/L)应卧床休息,必要时输血。

2.饮食护理

(1)纠正患者不良的饮食习惯,食物是机体内铁的重要来源。不良的饮食习惯,如偏食或挑食,是导致铁摄入量不足的主要原因。无规律、无节制、刺激性过强的饮食容易造成胃肠黏膜的损害,也不利于食物铁的吸收。

(2)增加含铁丰富食物的摄取。鼓励患者多吃含铁丰富且吸收率较高的食物(如红色肉类、动物肝脏、血豆腐、蛋黄、海带、绿色蔬菜、黑木耳等)或铁强化食物。

(3)促进食物铁的吸收。不合理的饮食结构或搭配往往不利于铁的吸收,如食物中蔬菜类过多,而肉、蛋类不足,富含铁的食物与牛奶、浓茶、咖啡同服等。

3.健康指导

给予中重度贫血患者预防跌倒的健康指导,告知改变体位要缓慢。女性患者告知不要化妆,如口红、腮红、指甲油等,不利于病情观察。

5.预防感染

保持口腔清洁,防止口腔炎、口角炎的发生。

6.心理护理

给予心理疏导,解除焦虑、恐惧心理,向患者介绍缺铁性贫血的病因及治疗方法,避免过度紧张影响疾病治疗。

二、病情观察

(1)关注患者的自觉症状,特别是原发病及贫血的症状和体征。以便了解患者治疗的依从性、治疗效果及药物的不良反应。

(2)严密观察红细胞计数及血红蛋白浓度、网织红细胞数。

(3)严密观察铁代谢的有关实验指标的变化等。

(4)观察贫血程度及症状,了解化验结果。

(5)若出现吞咽困难、肢端麻木、刺痛等重度缺铁引起的神经症状时,应及时协助处理。

三、用药护理

1.口服铁剂的应用与指导

(1)铁剂不良反应及其预防。口服铁剂的常见不良反应有恶心、呕吐、胃部不适、排黑便等胃肠道反应,严重者可致患者难以耐受而被迫停药。因此,建议患者饭后或餐中服用,反应过于强烈者宜减少剂量或从小剂量开始。

(2)应避免铁剂与牛奶、茶、咖啡同服。为促进铁的吸收,还应避免同时服用抗酸药以及H_2受体拮抗剂。可服用维生素C,及乳酸或稀盐酸等酸性药物或食物。

(3)口服液体铁剂时须使用吸管,避免牙染黑。

(4)服铁剂期间,粪便会变成黑色,此为铁与肠内硫化氢作用而生产黑色的硫化铁所致,应做好解释,以消除患者顾虑。

(5)强调要按剂量、按疗程服药,定期复查相关实验室检查,以保证有效治疗、补足贮存铁。避免药物过量而引起中毒或相关病变的发生。

2.注射铁剂护理

(1)注射铁剂的不良反应主要有:注射局部肿痛、硬结形成,皮肤发黑和过敏反应。铁剂过敏常表现为脸色潮红、头痛、肌肉关节痛和荨麻疹,严重者可出现过敏性休克。

(2)为减少或避免局部疼痛与硬结形成,注射铁剂应采用深部肌内注射,并经常更换注射部位。

(3)首次用药须用0.5mL的试验剂量进行深部肌内注射,同时备用肾上腺素,做好急救的准备。若1h后无过敏反应,可按医嘱给予常规剂量治疗。

(4)为了避免药液溢出引起皮肤染色,可采取:①不在皮肤暴露部位注射;②抽取药液后,更换注射针头;③采用"Z"形注射法或留空气注射法。

(5)注射铁剂时应避免同时口服铁剂给药,以免引起中毒。

四、健康教育

1.饮食指导

(1)提倡均衡饮食,荤素搭配,以保证足够热量、蛋白质、维生素及相关营养素(尤其铁)的摄入。

(2)为增加食物铁的吸收,可同时服用弱酸类食物,避免与抑制铁吸收的食物、饮料或药物同服。

2.易患人群食物铁或口服铁剂的预防性补充

(1)如婴幼儿要及时添加辅食,包括蛋黄、肝泥、肉末和菜泥等。

(2)生长发育期的青少年要注意补充含铁丰富的食物,避免挑食或偏食。

(3)妊娠与哺乳期的女性应增加食物铁的补充,必要时可考虑预防性补充铁剂,特别是妊娠期的妇女,每天可口服元素铁10~20mg。

3.相关疾病的预防和治疗

慢性胃炎、消化性溃疡、肠道寄生虫感染、长期腹泻、痔疮出血或月经过多等疾病的预防和治疗,不仅是缺铁性贫血治疗的关键,也是预防缺铁性贫血的重点。

4.提高患者及其家属对疾病的认识

如缺铁性贫血的病因、临床表现、治疗、护理等相关知识,让患者及其家属能主动参与疾病的治疗与康复。

5.自我监测自觉症状

如静息状态下呼吸与心率变化、能否平卧、有无水肿及尿量变化等。一旦出现自觉症状加重,静息状态下呼吸、心率加快,不能平卧,下肢水肿或尿量减少,多提示病情加重,应及时就医。

五、护理质量评价标准

(1)患者情绪稳定,能积极配合治疗。

(2)患者了解疾病的相关知识及合理用药的重要性。

(3)患者掌握合理饮食及其对该病的重要性,并主动坚持治疗。

(4)按时完成治疗护理,病情变化观察及时,并积极配合处理。无护理并发症。

第二节 巨幼细胞性贫血

巨幼细胞贫血(megalobl asticanemia,MA)指由于叶酸、维生素 B_{12} 缺乏或某些影响核苷酸代谢药物的作用,导致细胞核脱氧核糖核酸合成障碍所引起的贫血。其中90%为叶酸、维生素 B_{12} 缺乏引起的营养性巨幼细胞贫血。山西、陕西、河南等地为高发区。在欧美国家则以维生素 B_{12} 缺乏及体内产生内因子抗体所致的恶性贫血多见。

一、一般护理

(1)急性患者绝对卧床休息,慢性不严重者可适当休息。

(2)给予中重度贫血患者预防跌倒的健康指导,告知改变体位要缓慢。

(3)饮食护理

改变不良的饮食习惯,进食丰富的叶酸、维生素 B_{12} 食品。

减少食物中叶酸的破坏,烹调时不宜温度过高或时间过长,烹煮后不宜放置过久。

改善食欲,对胃肠道症状明显或吸收不良的患者,出现腹胀,食欲减退,可建议少量多餐,细嚼慢咽,进温凉清淡软食。出现口腔炎和舌炎的患者应注意保持口腔清洁,饭前饭后用多贝尔溶液漱口,减少感染机会,促进食欲。

(4)保持皮肤清洁,定期更换内衣及被服;每晚用1:5000高锰酸钾溶液坐浴。卧床患者应定时更换体位,预防压疮。

(5)注意口腔卫生,三餐后及睡前刷牙或用氯己定漱口液漱口,必要时给予口腔护理。

(6)保持病室空气新鲜,每天至少通风两次。

二、病情观察

1.胃肠道反应

如食欲缺乏、恶心、腹胀、腹泻和便秘,以及口腔炎、舌炎的发生。指导患者少食多餐,进清淡温凉软食,保持口腔的清洁。

2.神经系统表现

主要是末梢神经炎。避免跌倒等损伤;共济失调者,行走要有人陪伴。

三、用药护理

(1)遵医嘱正确用药,应注意药物疗效和不良反应的观察与预防。

(2)肌内注射维生素 B_{12} 偶有过敏反应,甚至休克,要密切观察,并及时处理。

(3)遵医嘱预防性补钾时应加强观察。

(4)注意观察用药后患者的自觉症状。一般 1~2d 患者食欲开始好转,2~4d 网织红细胞增加,1 周后血红蛋白上升,4~6 周血红蛋白恢复正常,半年到 1 年后神经系统症状得到改善。

四、健康教育

(1)指导患者采取科学合理的烹饪方式,改变不良的饮食习惯,预防性补充叶酸,B 族维生素$_{12}$。

(2)告知患者维生素 B_{12} 缺乏的病因,介绍临床表现、治疗等方面的知识,使患者配合治疗和护理。

(3)加强个人卫生,注意保暖,预防损伤与感染。

(4)指导患者正规用药,按医嘱用药,定期复查血常规。

五、护理质量评价标准

(1)患者了解疾病形成因素,积极地配合治疗。

(2)按医嘱正确正规用药,并定期复查。

(3)患者的贫血得到纠正,神经系统症状得到改善。

第三节　再生障碍性贫血

再生障碍性贫血(aplastic anemia,AA),简称再障,是由多种原因导致造血干细胞的数量减少,功能障碍所引起的一类贫血,又称骨髓造血功能衰竭症。临床主要表现为骨髓造血功能低下,红骨髓总容量减少,代以脂肪髓,进行性贫血、感染、出血和全血细胞减少。再障的年发病率在我国为 7.4/100 万人口,欧美为(4.7~13.7)/100 万人口,日本为(14.7~24)/100 万人口,可发生于各年龄段。老人发病率较高,男、女发病率无明显差异。

一、一般护理

(1)休息:急性型和病情危重者绝对卧床休息;慢性型无严重贫血者可适当活动,但防止碰撞、跌跤等。

(2)饮食:给予高蛋白、多维生素、易消化饮食,避免带刺、骨的食物,必要时遵医嘱静脉补充营养素,以满足机体需要,提高患者的抗病能力。

(3)预防感染。

呼吸道感染的预防。保持病室内空气清新、物品清洁,定期使用消毒液擦拭室内家具、地面,并用紫外线或臭氧照射消毒,每周 2~3 次,每次 20~30min。秋冬季节要注意保暖,防止受凉。限制探视人数及次数,避免到人群聚集的地方或与上呼吸道感染的患者接触。

口腔感染的预防。督促患者养成进餐前后、睡前、晨起用生理盐水、氯己定、复方茶多酚含漱液或复方朵贝液交替漱口的习惯。

皮肤感染的预防。保持皮肤清洁、干燥,勤沐浴、更衣和更换床上用品。勤剪指甲,蚊虫叮咬时应正确处理,避免抓伤皮肤。

肛周感染的预防。睡前、便后用 1∶5000 高锰酸钾溶液坐浴,每次 15～20min。保持大便通畅,避免用力排便诱发肛裂,增加局部感染的概率。

(4)给予中重度贫血患者预防跌倒的健康指导,告知改变体位要缓慢。

(5)心理护理:给予心理疏导,解除焦虑、恐惧心理,向患者介绍再生障碍性贫血的病因及治疗方法,避免过度紧张影响疾病治疗。

(6)重型再障应给予保护性隔离,中性粒细胞<0.5×10⁹/L 时,应住单间病房,避免交叉感染。

(7)保持皮肤清洁,定期更换内衣及被服;每晚用 1∶5000 高锰酸钾溶液坐浴。卧床患者应定时更换体位,预防压疮。

(8)注意口腔卫生,三餐后及睡前刷牙或用氯己定漱口液漱口,必要时给予口腔护理。

(9)保持病室空气新鲜,每天至少通风两次。

(10)输血治疗时,对于重度贫血患者,输血速度应缓慢并严密观察输血反应,严格执行无菌技术操作。若出现发热、皮疹等情况,应立即减慢输血速度并通知医师。

(11)给予患者心理护理,解除患者心理负担,以配合医护人员的治疗。

二、病情观察

(1)注意患者生命体征变化,注意出血程度和部位。

(2)注意有无头痛、呕吐、视物模糊等颅内出血症状。

(3)注意患者有无感染及出血倾向。监测体温,观察患者有无咳嗽咳痰、咽部疼痛,皮肤有无出血点、瘀斑,鼻腔及口腔黏膜有无出血,注意分泌物、排泄物的颜色、性质。如有异常及时通知医师。

三、用药护理

(1)激素应用过程中要进行药物知识指导,告知患者坚持治疗 3～6 个月才见疗效。不良反应有男性化表现,如毛发、胡须增多,痤疮、声音变粗等,停药后可消失。

(2)使用环孢素护理:配合医生监测血药浓度,骨髓象、T 细胞免疫学改变及药物的不良反应,如消化道反应、牙龈增生及肝肾功能损害。

(3)雄激素:丙酸睾酮为油性制剂,不宜吸收,应深部肌内注射。注意注射部位经常轮换,检查局部有无硬结,一旦发现应立即处理,如理疗、热敷。

四、健康教育

(1)疾病预防指导:尽可能避免或减少接触与再障发病相关的药物和理化物质,使用农药或杀虫剂时,做好个人防护,加强锻炼,增强体质,预防病毒感染。

(2)讲解疾病的可能病因、临床表现及目前的主要诊疗方法,增强患者及其家属的信心,以积极配合治疗和护理。

（3）饮食要注意加强营养，增进食欲，避免对消化道黏膜有刺激性食物。

（4）休息与活动指导：充足的睡眠与休息可减少机体的耗氧量；适当的活动可调节身心状况，提高患者的活动耐力，但过度运动会增加机体耗氧量，甚至诱发心力衰竭。

（5）用药指导：为保证药物疗效正常发挥，减少药物不良反应，需向患者及其家属详细介绍药物的名称、用量、用法、疗程及其不良反应。

（6）心理护理：指导患者学会自我调整，学会倾诉；家属要善于理解和支持患者，学会倾听。

五、护理质量评价标准

（1）患者情绪稳定，有战胜疾病的信心。

（2）患者活动耐力提高。

（3）患者了解疾病的相关知识及合理用药的重要性。

（4）患者营养状况较好。

（5）无感染等并发症发生。

第四节　溶血性贫血

溶血性贫血（hemolytic anemia，HA）是指红细胞遭到破坏，寿命缩短、超过骨髓造血代偿能力时发生的一组贫血。临床主要表现为贫血、黄疸、脾大、网织红细胞增高及骨髓红系造血细胞代偿性增生。我国溶血性贫血的发病率占贫血的 $10\% \sim 15\%$，个别类型的溶血性贫血具有较强的民族或区域性分布的特征。溶血性贫血的临床表现与溶血的缓急、程度有关，分为急性溶血性贫血和慢性溶血性贫血。急性溶血性贫血起病急骤，可突发寒战、高热、面色苍白、腰酸背痛、气促乏力烦躁，亦可出现恶心、呕吐、腹痛等胃肠道症状。慢性溶血性贫血起病较缓慢，除乏力、苍白、气促、头晕等症状、体征外，可有不同程度的黄疸、肝脾大，胆结石为较多见的并发症，可发生阻塞性黄疸。

一、一般护理

（1）休息：轻度贫血者可适当活动，不做过多的限制；重度贫血或活动后有心悸、胸闷的患者需卧床休息。

（2）饮食：避免进食一切可能加重溶血的食物或药物，鼓励患者多喝水、勤排尿。促进溶血和所产生的毒素排泄，同时也有助于减轻药物引起的不良反应。

（3）记录 24h 出入量，观察尿量及尿色有无改变。

（4）密切观察患者贫血进展程度，有无皮肤黏膜黄疸、血红蛋白尿、肝脾大等表现，及时报告医师。

（5）倾听患者的主诉，发现患者出现头痛恶心、呕吐、腹痛、腹泻、寒战、高热等表现时，及时汇报医生。

（6）输血时，严密观察黄疸、贫血、尿色，观察患者不良反应，测量生命体征，如出现异常应立即向医师报告。

（7）在使用皮质激素治疗过程中，观察药物引起的不良反应，观察有无上消化道出血征象。

(8)注意皮肤清洁及护理,定期用温水擦浴。

(9)讲解疾病的相关知识,不可食用蚕豆及氧化性药物如伯氨喹、磺胺类、镇痛药等,以防诱发该病。

(10)严重贫血应给予氧气吸入,以改善组织缺氧。

(11)预防感染。重症患者,尤其是伴有白细胞减少者,应注意预防感染。

(12)给予心理护理,使患者保持精神愉快。

二、病情观察

(1)密切观察患者的生命体征、神志、自觉症状的变化,观察患者贫血、黄疸有无加重,以及尿色有无变化。

(2)了解实验室检查的结果。

(3)一旦出现少尿甚至无尿,要及时通知医生并做好相应的急救准备与配合。

三、用药护理

(1)遵医嘱正确用药,注意药物不良反应的观察与预防。用糖皮质激素时,应注意预防感染;使用环孢素应定期检查肝、肾功能;使用环磷酰胺时应注意观察出血性膀胱炎的发生。鼓励患者大量饮水,每天饮水量不得少于2000mL。

(2)输液输血护理:遵医嘱静脉输液,以稀释血液中因溶血而产生的毒素,增加尿量,使毒素迅速排出体外。血液取回后应立即输入,不宜久置或加温,输血前严格执行"三查八对"。输血时必须严格执行无菌操作规程,严密观察病情。如出现各种不良反应应协助医生及时救治。

四、健康教育

(1)介绍疾病的病因、表现、治疗以及预防的方法,指导患者适当运动,以不感觉疲劳为宜。保证充足的休息和睡眠。注意保暖,避免受凉,多饮水、勤排尿。进食高蛋白、高维生素食物。

(2)预防溶血:化学毒性和药物易引起的溶血应避免再次接触或服用。阵发性睡眠性血红蛋白尿患者,应忌食酸性食物和药物,如维生素C、阿司匹林、苯巴比妥、磺胺类药物等。

(3)病情监测指导:主要是贫血、溶血及相关症状体征;药物不良反应的自我监测,包括头晕、头痛、心悸、气促等症状、生命体征;皮肤黏膜有无苍白、黄染;尿量有无减少,有无浓茶样和酱油样尿。如有上述体征和症状,均提示有溶血的发生,应及时送检尿液标本。

五、护理质量评价标准

(1)患者对疾病的病因、临床表现、治疗有正确的认识,并能够有效地避免加重溶血的因素。

(2)能够积极地配合治疗,定期复查。

(3)能正确掌握自我病情监测及药物不良反应的观察。

第五节　血友病

血友病(hemophilia)是遗传性凝血因子缺乏而引起的一种出血性疾病。分为血友病 A、血友病 B 及遗传性型 FXI 缺乏症,以血友病 A 最为常见。血友病 A 和血友病 B 均为典型的性染色体(X染色体)连锁隐性遗传(女性遗传、男性发病),同属性染色体连锁隐性遗传性疾病。临床表现为出血和局部血肿形成所致的压迫症状和体征。治疗上以局部出血的处理、补充凝血因子以及药物治疗为主。

一、一般护理

1.休息

若出血仅限于皮肤黏膜,无须太多限制;严重出血或血小板计数$<20\times10^9/L$者,必须绝对卧床休息。

2.饮食

鼓励患者进高蛋白、高维生素、易消化的软食或半流质。禁食过硬、粗糙的食物。

3.预防出血

(1)告诉患者不要过度负重或进行剧烈的接触性运动。

(2)不要穿硬底鞋或赤脚走路。

(3)尽量避免或减少各种不必要的穿刺或注射。必须时,拔针后局部按压5min以上,直至出血停止。

(4)禁止使用静脉留置套管针,以免针刺点渗血难以止住。

(5)尽量避免手术治疗。必须手术时,术前应根据手术规模大小常规补充足够的凝血因子。

(6)注意口腔卫生,避免使用阿司匹林等有抑制凝血机制作用的药物。

4.局部出血处理的配合

按医嘱实施或配合止血处理,紧急情况下配合医师救治患者。对于咽喉部出血或血肿形成者,避免血肿压迫呼吸道引起窒息,应协助患者取侧卧位或头偏向一侧,必要时紧急输注凝血因子,配合做好其他抢救工作。

二、病情观察

(1)监测患者出血情况的变化,及时发现重症患者,为有效救治、挽救患者生命赢得时间。

(2)观察患者自觉症状和不同部位出血的表现。

(3)喉部出血患者,观察有无血肿形成或压迫呼吸症状。

三、用药护理

(1)快速静脉注射DDAVP(去氨加压素)时,可出现心率加快、颜面潮红、血压升高、少尿、头痛等不良反应,要密切观察,必要时遵医嘱对症处理。

(2)正确输注各种凝血因子制品,输全血。避免异型输血,凝血因子取回后应立即输注。输注冷冻血浆或冷沉淀物者应快速输入。

四、健康教育

1.疾病预防

重视遗传咨询、婚前检查、产前诊断,是减少血液病发病率的重要措施。

2.疾病知识指导

充分调动患者及其家属的主观能动性,使其积极配合治疗康复。

3.病情监测指导

包括出血症状与体征的自我监测,一旦发生出血常规处理效果不好或出现严重出血,应及时就医。

4.出血的应急处理

包括出血部位的止血方法,有条件下教会患者或家属注射凝血因子的方法,以应急处理严重出血。

5.外出时随身携带写明血友病的病历卡,以备发生意外时可得到及时救助。

五、护理质量评价标准

(1)患者能够以积极的心态去配合治疗和康复。

(2)能够合理科学地进行康复训练,并理解康复训练的目的和意义。

(3)掌握疾病预防的知识以及紧急情况的处理。

第六节　弥散性血管内凝血

弥散性血管内凝血(disseminated intravascular coagulation,DIC)是由多种致病因素激活机体凝血系统,导致机体弥散性血栓形成、凝血因子大量消耗并继发纤溶亢进,从而引起全身性出血、微循环障碍乃至单个或多个器官功能衰竭的一种临床综合征。该病起病急、进展快、病死率高,是临床重症之一。DIC 常见的原因为感染性疾病、恶性肿瘤、严重创伤、组织损伤、烧伤、毒蛇咬伤、某些药物中毒、病理产科及全身各系统疾病。DIC 常见的临床表现有出血倾向、休克、血栓引起的器官功能障碍和血管病性溶血等。

一、一般护理

(1)病室环境清洁、舒适,温度、湿度适宜。

(2)卧床休息,避免身体受伤和外伤,根据病情采取合适体位,如患者休克采取中凹位。

(3)加强皮肤护理,预防压疮发生。

(4)协助排便,必要时保留导尿管。

(5)饮食宜营养均衡、易消化、无刺激性。消化道出血时应禁食。

(6)保持口腔清洁,每天口腔护理 2 次,观察口腔黏膜的改变。

(7)避免肌内、皮下注射,各种穿刺后穿刺局部加压止血,并延长按压时间。

(8)注意观察各脏器有无出血征象,监测生命体征,记录出入量。

(9)遵医嘱准确给予抗凝剂、止血药、凝血因子、血小板等。

(10)严密观察用药后药物作用和不良反应。

二、病情观察

(1)出血的观察:观察出血的部位、范围及其严重程度,有助于病情及其治疗效果的判断。持续多部位的出血或渗血,特别是手术伤口、穿刺点和注射部位的持续渗血是 DIC 的特征。出血加重提示病情进展或恶化。

(2)实验室指标监测是救治 DIC 的重要环节,因为实验室检查的结果可为临床诊断、病情分析、指导治疗、判断预后提供积极重要的依据,应正确及时采集和送检各类标本,关注检查结果及时报告医生。迅速建立静脉双通道,并维持静脉通路的畅通。

三、用药护理

(1)熟悉救治过程中各种常用药物的名称、给药方法、主要不良反应及其预防和处理。

(2)遵医嘱正确配制和应用有关药物,尤其是抗凝药物的应用。

(3)肝素:肝素的主要不良反应是出血,在救治过程中注意观察患者的出血情况,监测各项实验室指标。注意凝血时间、凝血酶原时间、部分凝血活酶时间。

(4)肝素过量引起出血,可采用鱼精蛋白静脉注射。

四、健康教育

(1)向患者解释反复进行实验室检查的重要性和必要性,以及特殊治疗的目的、意义及不良反应。劝导家属多关怀支持患者,以缓解患者的紧张情绪。

(2)提供可口、易消化、易吸收、富含营养的食物,少量多餐。

(3)循序渐进地增加运动,促进身体康复。

五、护理质量评价标准

(1)患者能够配合治疗。

(2)护士观察病情及时到位,能够及时进行抢救。

第七节　急性白血病

白血病(leukemia)是造血干细胞的恶性克隆性疾病。其特点是克隆中的白血病细胞失去进一步分化成熟的能力,而停滞在细胞发育的不同阶段。在骨髓和其他造血组织中,白血病细胞大量增生积聚,并浸润其他器官和组织,而正常造血受抑制。白血病的病因尚不清楚,可能与病毒感染、电离辐射、化学因素、遗传因素有关。急性白血病起病急,临床主要表现为感染、出血、贫血及髓外组织器官的白血病细胞浸润。主要表现为贫血、发热(继发感染和肿瘤性发热)、出血。

一、一般护理

(1)患者应卧床休息。给予心理支持,使患者保持心情、精神愉快。

(2)给予高蛋白、高热量、高维生素、易消化的清淡饮食。

(3)保持口腔清洁,进食后使用氯己定漱口水含漱,清除口腔内食物残渣,预防口腔黏膜溃疡。若化疗后出现口腔炎,每天口腔护理两次,局部外涂口腔溃疡散。

(4)保持排便通畅,便后使用1∶5000高锰酸钾溶液坐浴,预防肛裂及肛周感染。

(5)监测体温,注意观察有无口腔溃疡咽部及肺部感染的体征。

(6)病室保持清洁、空气新鲜,每天通风换气两次,并限制探视人员。

(7)探视人员应戴口罩。

(8)观察有无出血倾向,如皮肤有无出血点、瘀斑,有无尿血、呕血、便血及颅内出血的表现。

（9）化疗时观察药物的毒副作用，静脉输注时，观察药物有无外渗，保护外周静脉。

（10）感染的预防采取保护性隔离，条件允许宜住无菌层流病房或消毒隔离病房，尽量减少探视，以避免交叉感染；若患者出现感染征象，应协助医生做血液、咽部、尿液、粪便或伤口分泌物的培养，并遵医嘱应用抗生素。

（11）化疗药物不良反应护理。

静脉炎及组织坏死的防护。①静脉炎及组织坏死。一些化疗药物对组织刺激性大，多次注射常会引起周围组织炎症，如注射的血管出现条索状红斑、触之温度较高、有硬结或压痛，炎症消退后，注射的血管因内膜增生而狭窄，严重的可有血管闭锁。②化疗时应注意。a.合理使用静脉。首选中心静脉置管，如外周穿刺中心静脉导管、植入式静脉输液港。b.静脉注射时先用生理盐水冲洗，确定注射针头在静脉内方可注入药物，推注速度要慢，边推边抽回血，确保药物在血管内。药物输注完毕再用10～20mL生理盐水冲洗后拔针，以减轻药物对局部血管的刺激。c.联合化疗时，先输注对血管刺激性小的药物，再输注刺激性、发疱性药物。③发疱性化疗药物外渗的紧急处理。a.立即停止药物注入。b.不要拔针，尽量回抽渗入皮下的药液。c.评估并记录外渗的穿刺部位、面积，外渗药液的量，皮肤的颜色、温度、疼痛的性质。d.局部滴入生理盐水以稀释药液或用解毒剂等。e.利多卡因局部封闭，由疼痛或肿胀区域多点注射，封闭范围要大于渗漏区，环形封闭，48h内间断局部封闭注射2～3次。f.涂抹：可用50％硫酸镁、中药"六合丹"、多磺酸粘多糖乳膏、软膏或赛肤润液体敷料等直接涂在患处并用棉签以旋转方式向周围涂抹，范围大于肿胀部位，每2h涂1次。g.局部24h冰袋间断冷敷。h.抬高：药液外渗48h内，应抬高受累部位以促进局部外渗药液的吸收。④静脉炎的处理。发生静脉炎的局部血管禁止静脉注射，患处勿受压，尽量避免患侧卧位。

骨髓抑制的防护。骨髓抑制是多种化疗药物共有的不良反应，对于急性白血病的治疗具有双重效应。化疗期间要遵医嘱定期检查血常规，初期为每周2次，出现骨髓抑制者根据病情需要随时进行，每次疗程结束后要复查骨髓象，了解化疗效果和骨髓抑制程度。

消化道反应的防护。恶心、呕吐、食欲缺乏等消化道反应出现的时间及反应程度，除与化疗药物的种类有关外，常有较大的个体差异。①良好的休息与进餐环境。为患者提供一个安静、舒适、通风良好的休息与进餐环境，避免不良刺激。②选择合适的进餐时间，减轻胃肠道反应。建议患者选择胃肠道症状最轻的时间进食，避免在治疗前后2h内进食；当出现恶心、呕吐时应暂缓或停止进食，及时清除呕吐物，保持口腔清洁。③饮食指导。给予高热量、富含蛋白质与维生素、适量纤维素、清淡、易消化饮食，以半流质为主，少量多餐。避免进食高糖、高脂、产气过多和辛辣的食物，并尽可能满足患者的饮食习惯对食物的要求，以增加食欲。

口腔溃疡护理。目的是减少溃疡面感染的概率，促进溃疡愈合。对已发生口腔溃疡者，应加强口腔护理，每天2次，并教会患者漱口液的含漱及局部溃疡用药的方法。

心脏毒性预防与护理。①柔红霉素、多柔比星可引起心肌及心脏传导损害，用药前后应监测患者心率、心律及血压；②注意观察患者面色和心率，以患者无心悸为宜。一旦出现毒性反应，应立即报告医生并配合处理。

（12）肝功能损害预防与护理。用药期间应观察患者有无黄疸，并定期监测肝功能。

（13）鞘内注射化疗药物护理。协助患者采取低头抱膝侧卧位，协助医生做好穿刺点的定位和局部消毒与麻醉;推注药物速度合适,拔针后局部消毒方纱覆盖、固定,嘱患者去枕平卧4～6h,注意观察有无头痛、呕吐、发热等化学性脑膜炎及其他神经系统的损害症状。

(14)脱发护理。①化疗前心理护理。向患者说明化疗的必要性及化疗可能导致脱发现象,告知患者在化疗结束后,头发会再生,使患者有充分的心理准备,坦然面对。②脱发后心理护理。a.评估患者对化疗所致落发、秃发的感受和认识,并鼓励其表达内心的感受,如失落、挫折、愤怒。b.指导患者使用假发或戴帽子,以降低患者身体意象障碍。c.协助患者重视自身的能力和优点,并给予正向回馈;d.鼓励亲友共同支持患者。e.介绍有类似经验的患者共同分享经验。f.鼓励患者参与正常的社交活动。

二、病情观察

(1)观察有无感染发生,监测体温,有无口腔溃疡、咽部及肺部感染的体征。

(2)观察有无出血倾向,皮肤有无出血点,有无呕血、便血及颅内出血等表现。

(3)化疗时观察药物的作用,注意保护静脉。

(4)骨髓抑制的防护化疗结束后要遵医嘱予以血常规监测,避免使用其他抑制骨髓的药物。

三、用药护理

(1)化疗药应用过程中,要进行药物知识指导。

(2)坚持治疗用药,合理使用静脉,防止药物外渗。

(3)柔红霉素、多柔比星、高三尖杉酯碱等可以引起心肌及心脏传导损害,用药前后应注意观察患者心率、心律及血压。药物要缓慢静脉滴注,不超过40滴/min。一旦发生心脏毒性反应,立即报告医师,配合处理。

四、健康教育

(1)避免接触对造血系统有损害的理化因素如电离辐射,亚硝酸胺类物质,染发剂、油漆等含苯物质,保泰松及其衍生物、氯霉素等药物。

(2)指导患者饮食宜进富含高蛋白、高热量、高维生素、清淡、易消化少渣软食,避免辛辣刺激,防止口腔黏膜损伤。

(3)保证充足的休息与睡眠,适当加强健身活动,如散步、打太极拳等,以提高机体的抵抗力。

(4)向患者说明急性白血病缓解后仍应坚持定期巩固强化治疗,以延长疾病的缓解期和生存期。

(5)注意保暖,避免受凉;讲究个人卫生,少去人群拥挤的地方;经常检查口腔、咽部有无感染,学会自测体温。

(6)勿用牙签剔牙,刷牙用软毛刷;勿用手挖鼻孔,天气干燥可涂金霉素眼膏或用薄荷油滴鼻;避免创伤,定期门诊复查血常规;发现出血、发热及骨、关节疼痛应及时就医。

(7)遵医嘱按时门诊复诊,按时化疗,监测血常规变化。

(8)出现发热、出血等症状及时就诊。

五、护理质量评价标准

(1)患者情绪稳定,有战胜疾病的信心。

(2)患者了解疾病的相关知识及合理用药的重要性。

(3)掌握合理饮食及其对该病的重要性并主动坚持。

(4)疾病健康指导落实。

第八节　慢性粒细胞白血病

慢性粒细胞白血病(chronic myelocytic leukemia,CML),简称慢粒,是一种发生在早期的多能造血干细胞上的恶性骨髓增殖性疾病。其特点为:病程发展缓慢,外周血粒细胞显著增多且不成熟,脾脏明显肿大。自然病程可经历慢性期、加速期和急变期,多因急性变而死亡。各年龄组均可发病,以中年多见。治疗上以化学治疗、干扰素治疗、络氨酸激酶抑制剂的治疗,以及异基因造血干细胞移植为主。急变期治疗同急性白血病治疗。

一、一般护理

(1)病情稳定期,可工作和学习,适当锻炼,但不可过劳。生活有规律,保证充足的休息和睡眠。

(2)提供高热量、高蛋白、高维生素、易消化吸收的饮食。

(3)脾胀痛患者置于安静舒适的环境,减少活动,尽量卧床休息,可取左侧卧位减轻不适。避免弯腰和碰撞腹部,以免造成脾脏破裂。

(4)潜在并发症:尿酸性肾病

化疗期间定期检查白细胞计数、血尿酸和尿尿酸含量以及尿沉渣检查等。记录24h出入量,注意观察有无血尿或腰痛发生。一旦发生血尿,应通知医生停止用药,同时检查肾功能。

供给充足的水分:鼓励患者多饮水,化疗期间每天饮水量3000mL以上,以利于尿酸和化疗药降解产物的稀释和排泄,减少对泌尿系统的化学刺激。

用药护理:遵医嘱口服别嘌醇,以抑制尿酸的形成。在化疗给药前后的一段时间里遵医嘱给予利尿剂,及时稀释并排泄降解的药物,注射药液后,嘱患者每半小时排尿1次,持续5h,就寝前排尿1次。

二、病情观察

(1)每天测量患者脾脏的大小、质地并做好记录。观察有无脾栓塞或脾破裂的表现:患者突感脾区疼痛、发热、多汗及休克,脾区拒按,有明显的触痛;脾脏进行性肿大,脾区可闻及摩擦音,甚至出现血性腹腔积液。

(2)脾胀痛患者置于安静舒适的环境,减少活动,尽量卧床休息,取左侧卧位减轻不适。避免弯腰和碰撞腹部,以免造成脾脏破裂。

(3)化疗期间注意观察有无血尿、腰痛发生。记录24h出入量。一旦发生血尿,应通知医生停止用药,检查肾功能。

(4)化疗期间鼓励患者多饮水,每天饮水量在3000mL以上。利于尿酸和化疗药物降解产物的稀释和排泄,减少对泌尿系统的化学刺激。

三、用药护理

(1)遵医嘱口服别嘌醇,以抑制尿酸的形成。

(2)在化疗给药前后的一段时间遵医嘱给予利尿剂,以排泄降解的药物。注射药液后叮嘱患者每半小时排尿 1 次,持续 5h,就寝前排尿 1 次。

四、健康教育

(1)慢性期患者应告知主动配合治疗的必要性,以减少急性变的发生。

(2)对长期应用干扰素和伊马替尼治疗的患者应注意其不良反应。

(3)出现贫血加重、发热、腹部剧烈疼痛,尤其是腹部受撞击可疑脾破裂时,应立即就医。

五、护理质量评价标准

(1)患者能够描述引起脾脏破裂的危险因素。采取积极的预防措施,避免脾脏破裂。

(2)能说出预防感染的重要性,积极配合治疗,没有发生感染。

(3)能列举化疗的不良反应,积极采取应对措施,主动积极配合治疗。

(4)正确对待疾病,悲观情绪减轻并消除。

(5)能说出活动耐力下降的原因,合理地安排休息和饮食。

第七章　循环系统疾病的护理

第一节　心律失常

心律失常是指心脏冲动的频率、节律、起源部位、传导速度与激动次序的异常。按其发生原理,划分为冲动形成异常和冲动传导异常两大类。

一、病因及发病机制

(一)病因

1.心脏病

如冠状动脉粥样硬化性心脏病、风湿性心脏病、心肌炎、高血压心脏病、肺源性心脏病、先天性心脏病等。

2.非心源性病因

如自主神经功能紊乱,内分泌代谢失常,酸中毒和电解质紊乱,强心苷、抗心律失常等药物过量,以及急性感染、颅脑病变、导管直接刺激等。

正常人在吸烟、饮酒、饱餐、疲劳、紧张、激动等情况下也可发生心律失常。

(二)发病机制

1.冲动形成异常

(1)异常自律性。自主神经系统兴奋性改变或心脏传导系统的内在病变,均可导致窦房结的自律性升高或降低,异位起搏点的自律性增强而发放不适当的冲动;心肌缺血、缺氧、洋地黄类药物中毒等因素可使无自律性的心肌细胞(如心房、心室肌细胞),在病理状态下出现异常自律性,从而引起各种心律失常。

(2)触发活动。指局部儿茶酚胺浓度增高、低血钾、高血钙、洋地黄中毒时,心房、心室与希氏束-浦肯野组织在动作电位后产生除极活动,被称为后除极。若后除极的振幅增高并抵达阈值,则可引起反复激动。触发活动虽与自律性不同,但亦可导致持续性快速性心律失常。

2.冲动传导异常

折返是所有快速性心律失常最常见的发生机制。产生折返需要以下基本条件。

(1)心脏两个或多个部位的传导性与不应期各不相同,相互联结形成一个闭合环。

(2)其中一条通路可形成单向传导阻滞。

(3)另一通道传导缓慢,使原先发生阻滞的通道有足够时间恢复兴奋性。

(4)原先阻滞的通道再次激动,从而完成一次折返激动。冲动在环内反复循环,从而产生持续而快速的心律失常。

冲动传导至某处心肌,若恰逢生理性不应期,则可形成生理性阻滞或干扰现象。若冲动传导障碍并非由于生理性不应期所引起,则称为病理性传导阻滞。

二、常见的心律失常

(一)窦性心律失常

窦性心律失常主要包括窦性心动过速、窦性心动过缓、窦性停搏、窦性心律不齐和病态窦房结综合征。

由窦房结冲动引起的心律,统称为窦性心律,其正常频率成人为 60～100 次/min。窦性心律的频率＞100 次/min,称为窦性心动过速;＜60 次/min,称为窦性心动过缓;窦性停搏指窦房结不能产生冲动,由低位起搏点(如房室结)发出逸搏或逸搏心律控制心室。当其节律发生快慢不一改变,不同 P-P 或 R-R 间期的差异＞0.12s,称为窦性心律不齐。病态窦房结综合征简称病窦综合征,是由窦房结或其周围组织的器质性病变导致窦房结起搏或传导功能障碍,产生多种心律失常的综合表现。

1.症状

窦性心动过速可无症状或仅有心悸感;当窦性心动过缓心率过慢时,可引起头晕、乏力、胸痛等。患者可因躯体不适而紧张不安。长时间的窦性停搏如无逸搏,可使患者出现黑、头晕、或短暂意识障碍,严重时可发生抽搐。病窦综合征患者出现心脑供血不足的症状:头晕、头痛、乏力、心绞痛等,严重者发生阿-斯综合征。

2.体征

心率可超过 100 次/min(大多在 100～180 次/min)或低于 60 次/min,窦性心律不齐时表现为心率快慢稍不规则,常在吸气时心率加快,呼气时心率减慢。

(二)期前收缩

期前收缩又称过早搏动,由于异位起搏点兴奋性增高,发出的冲动提前使心脏收缩所致,是临床上最常见的心律失常。按其起源部位不同,分为房性、房室交界性、室性三类,其中以室性最为常见。此外,依据期前收缩出现的频度不同,分为偶发和频发;如与正常基础心律交替出现,可呈现二联律、三联律。在同一导联的心电图上室性期前收缩的形态不同,称为多源性室性期前收缩。

1.症状

偶发期前收缩时,患者可无症状,部分患者有心悸或心跳暂停感;当期前收缩频发或连续出现时,可出现心悸、乏力、头晕、胸闷、憋气、昏厥等症状,并可诱发或加重心绞痛、心力衰竭。如出现上述症状,应观察其程度、持续时间以及给日常生活带来的影响。期前收缩患者易过于注意自己脉搏和心跳的感觉,加之症状引起的不适而紧张、思虑过度。

2.体征

听诊呈心律不齐,期前收缩后出现较长的间歇,第一心音常增强,第二心音相对减弱甚至消失。

(三)阵发性心动过速

阵发性心动过速是一种阵发、快速而规律的异位心律,由 3 个或 3 个以上连续发生的期前收缩形成,又称异位性心动过速。根据异位起搏点的部位不同,可分为房性、房室交界性和室性阵发性心动过速。由于房性与房室交界性阵发性心动过速在临床上常难以区别,故统称为室上性阵发性心动过速,简称室上速。临床特点为突然发作、突然终止,可持续数秒、数小时甚至数日,自动停止或经治疗后停止。

1.症状

室上性阵发性心动过速发作时患者可感心悸、头晕、胸闷、心绞痛,严重者发生昏厥、黑、心力衰竭、休克。室性阵发性心动过速患者多有低血压、心绞痛、呼吸困难、昏厥、抽搐、甚至猝死等。评估时对有昏厥史的患者应详细询问发作的诱因、时间及过程。阵发性心动过速发作时病情重,患者常有恐惧感。

2.体征

室上性阵发性心动过速听诊心律规则,心率可达150～250次/min,心尖部第一心音强度一致。室性阵发性心动过速听诊心律略不规则,心率多在140～220次/min,第一心音强度可不一致。

(四)扑动与颤动

当自发性异位搏动的频率超过阵发性心动过速的范围时,形成扑动或颤动。根据异位搏动起源的部位不同,可分为心房扑动与颤动、心室扑动与颤动。心房颤动是仅次于期前收缩的常见心律失常,远较心房扑动多见。心室扑动与颤动是极危重的心律失常。

1.症状

心房颤动多有心悸、胸闷、乏力,严重者可发生心力衰竭、休克、昏厥及心绞痛发作,心房内附壁血栓脱落可引起脑栓塞、肢体动脉栓塞、视网膜动脉栓塞等而出现相应的临床表现。患者可因体循环动脉栓塞致残而忧伤、焦虑。心室扑动与颤动的临床表现无差别,相当于心室停搏。一旦发生,患者立即出现阿-斯综合征,表现为意识丧失、抽搐、心跳呼吸停止。

2.体征

心房扑动者听诊时心律可规则亦可不规则。心房颤动者查体第一心音强弱不等,心室律绝对不规则,有脉搏短绌。室颤听诊心音消失,脉搏、血压测不到。评估房颤的患者,应仔细测定心率、心律、脉率,时间应在1min以上。

(五)房室传导阻滞

房室传导阻滞是指窦性冲动从心房传入心室过程中受到不同程度的阻滞。阻滞可发生在结间束、房室结、房室束、双侧束支等部位。根据阻滞的程度分为3度,第一度、第二度又称为不完全性房室传导阻滞,第三度称为完全性房室传导阻滞。第二度房室传导阻滞又分为Ⅰ型(文氏现象和莫氏Ⅰ型)和Ⅱ型(莫氏Ⅱ型),Ⅱ型易发展成完全性房室传导阻滞。

1.症状

第一度房室传导阻滞患者常无症状;第二度Ⅰ型可有心悸与心脏停顿感;第二度Ⅱ型患者有乏力、头晕、胸闷、活动后气急、短暂昏厥感;第三度房室传导阻滞可出现心力衰竭和脑缺血症状,严重时出现阿一斯综合征,甚至猝死。

2.体征

第二度房室传导阻滞时,脉搏、心律不规则;第三度房室传导阻滞时心率慢而节律规则,心率常为20～50次/min,第一心音强弱不等,可闻及大炮音,血压偏低。

(六)预激综合征

预激综合征是指心房冲动提前激动部分或全部心室,或心室冲动提前激动部分或全部心房。发生预激的解剖学基础是:房室间除有正常的传导组织以外,还存在附加的房—室肌束连接,称为房室旁路或 Kent 束。另外尚有房—希束(James 束)、结室纤维束(Mahaim 束),较为少见。WPW 综合征患者除有典型的预激心电图表现外,临床上常有心动过速发作。

1.症状

预激综合征本身无任何症状,当引起快速室上性心动过速、心房颤动,可诱发心悸、胸闷、心绞痛、休克及心功能不全,甚至发生猝死。

2.体征

当出现快速室上性心律失常时心率增快;伴房颤时,可检测到脉搏短绌。

三、护理

(一)护理目标

患者活动耐力得到提高,能进行适当的活动;能保持良好的心理状态,焦虑减轻或消失;无心力衰竭、猝死等发生或发生时能得到及时抢救;获得心律失常的有关知识和自我护理技能。

(二)护理措施

1.休息与体位

(1)对无器质性心脏病的良性心律失常患者,鼓励其正常工作和生活,建立健康的生活方式,注意劳逸结合,避免过度疲劳。与患者及其家属共同制订活动计划,告知患者限制最大活动量的指征。

(2)室性阵发性心动过速、第二度Ⅱ型及第三度房室传导阻滞等严重心律失常发作时,患者应绝对卧床休息。

(3)当心律失常发作导致胸闷、心悸、头晕时,嘱患者采取高枕卧位、半坐位或其他舒适体位,尽量避免左侧卧位,因左侧卧位可使患者感到心脏的搏动而加重不适感。

(4)保持病室安静、温度适宜,协助做好生活护理;关心患者,减少和避免任何不良刺激,促进身心休息。

(5)严格按医嘱给予抗心律失常药物,纠正因心律失常引起的心排出量的减少,改善机体缺氧状况,提高活动耐力。

(6)对伴有气促、发绀等缺氧指征的患者,给予氧气持续吸入,多采用 2~4L/min 的流量。

2.心电监护,防治并发症

(1)对出现严重心律失常的患者必须进行心电监护,密切观察并记录有无引起猝死的危险征兆:①潜在的引起猝死危险的心律失常,如频发性、多源性、呈联律或呈 RonT 现象的室性期前收缩、第二度Ⅱ型房室传导阻滞。②随时有猝死危险的严重心律失常,如室性阵发性心动过速、心室颤动、第三度房室传导阻滞等。一旦发现上述情况应立即报告医生,配合紧急处理。

(2)严重心律失常患者突然出现心前区疼痛、心悸、头昏、昏厥、气促、乏力等症状,提示发生猝死先兆。

嘱患者立即停止活动,安置半卧位,给予氧气吸入,密切观察患者的意识状态及生命体征变化,进行心电监护并通知医生,做好抢救准备。建立静脉通道,备好纠正心律失常的药物及其他抢救药品、电复律器、临时起搏器等。患者出现意识丧失、抽搐、大动脉搏动消失、呼吸停止、瞳孔散大等猝死表现时,应立即配合医生进行心肺复苏、非同步直流电复律或临时起搏等。

（3）避免劳累、情绪激动、感染等诱发心力衰竭的因素,遵医嘱给予纠正心律失常的药物。

（4）监测生命体征、皮肤颜色、温度、尿量、心电图等,判断心律失常的类型;观察有无头晕、昏厥、气急、烦躁不安等表现。一旦发生心力衰竭,积极采取相应的护理措施。

（5）监测血气分析结果、电解质及酸碱平衡情况。

3.抗心律失常药物应用的护理

（1）严格遵医嘱给予抗心律失常药物,注意给药途径、剂量、给药速度等。口服药应按时按量服用;静脉注射时速度应缓慢,必要时心电监测。

（2）观察用药过程中及用药后的心率、心律、血压、脉搏、呼吸、意识变化,观察疗效和药物不良反应,及时发现用药而引起的心律失常。①奎尼丁:对心脏的毒性反应较严重,可致心力衰竭、Q-T间期延长及诱发室速甚至室颤而发生奎尼丁昏厥。有30%的患者因药物不良反应需要停药。故在给药前需测量患者的血压、心率、心律,如血压<90/60mmHg、心率<60次/min或心律不规则时,须与医生联系。因该药毒性反应较重,故一般应白天给药,避免夜间给药。②利多卡因:大剂量使用可引起呼吸抑制、血压下降、房室传导阻滞等,应注意给药的剂量和速度。在治疗室性快速性心律失常时,一般先静脉推注50～100mg,有效后再以2～4mg/min的速度静脉滴注维持。③普萘洛尔:可引起心动过缓、房室传导阻滞等,在给药前应测量患者的心率,当心率缓慢异常时应及时停药。④普罗帕酮:可引起恶心呕吐、眩晕、视力模糊、房室传导阻滞、诱发和加重心力衰竭等,餐时或餐后服用可减少胃肠道刺激。⑤胺碘酮:可有胃肠反应、肝功能损害、心动过缓、房室传导阻滞、低血压等,久服还可影响甲状腺功能和引起角膜碘沉着,少数患者可出现肺纤维化。⑥莫雷西嗪:可有头晕、头痛、震颤、恶心、呕吐、腹泻、血压下降、房室传导阻滞等。

4.心理护理

（1）向患者解释焦虑和恐惧情绪不仅加重心脏负荷,更易诱发或加重心律失常;说明心律失常的可治性,解除患者思想顾虑;鼓励患者说出焦虑的原因,评估焦虑程度。

（2）指导患者采用放松技术,如全身肌肉放松、缓慢深呼吸;鼓励患者参加力所能及的活动或适当的娱乐,如读书看报、听音乐等,以分散注意力。嘱患者积极配合治疗,尽早控制病情,从而减轻躯体不适和紧张情绪。

（3）对严重心律失常患者,应加强巡视,给予心理支持,以消除患者的恐惧心理。

（4）因焦虑程度严重而影响休息或加重病情时,按医嘱适当使用镇静、抗焦虑药。

5.健康指导

（1）向患者及其家属讲解心律失常的常见病因、诱因及防治知识。

（2）嘱患者注意劳逸结合、生活规律;无器质性心脏病者,应积极参加体育锻炼,调整自主神经功能;有器质性心脏病者,根据心功能情况适当活动。

（3）指导患者戒烟酒,避免摄入刺激性食物如咖啡、浓茶等;饮食应低脂、易消化、富营养、少食多餐,避免饱餐,保持大便通畅。心动过缓患者避免排便时屏气,以免兴奋迷走神经而加重病情。

（4）指导患者保持乐观、稳定的情绪,分散注意力,不过分注意心悸的感受,使患者及其家属理解良性心律失常对人体的影响主要是心理上的影响。

（5）有昏厥史的患者避免从事驾驶、高空作业等有危险的工作，有头昏、黑朦时立即平卧，以免昏厥发作时摔伤。

（6）说明服用抗心律失常药物的重要性，告知患者遵医嘱按时按量服药，不可随意增减药量或撤换药物，教会患者观察药物疗效和不良反应，有异常时及时就诊。

（7）教会患者及其家属测量脉搏的方法，以利于病情自我监测；嘱患者每天至少测脉搏1次，每次应在，1min以上；教会患者家属心肺复苏技术，以备紧急需要时应用。

（8）患者定期随访，经常复查心电图，及早发现病情变化。对安装人工心脏起搏器的患者及其家属做好：相应的指导。

（三）护理评价

通过治疗和护理，患者活动耐力增强；情绪稳定，焦虑或恐惧减轻或消失；获得心律失常的有关知识和自我护理技能；未发生心力衰竭、猝死等，或得到及时抢救。

第二节　原发性高血压

原发性高血压系指原因未明的以动脉血压升高为主要临床表现的临床综合征。通常简称为高血压。是多种心、脑血管疾病的重要病因和危险因素，影响心、脑、肾等重要脏器的结构和功能，最终导致这些器官的功能衰竭。目前仍是心血管疾病死亡的主要原因之一。约 5% 的高血压患者，血压升高是由某些确定的疾病或病因引起，称为继发性高血压。我国流行病学调查显示，高血压患病率呈明显上升趋势，北方高于南方，沿海高于内陆，城市高于农村。青年期男性高于女性，中年后女性略高于男性。且高血压患病率、发病率及血压水平随年龄增加而升高。

一、病因与发病机制

（一）病因

目前认为原发性高血压是在一定的遗传背景下由于多种后天环境因素作用，使正常血压调节机制失代偿所致。一般认为遗传因素占 40%，环境因素占 60%。

1.遗传因素

高血压具有明显的家族聚集性，父母均有高血压的正常血压子女，以后发生高血压的比例增高。提示其有遗传学基础或伴有遗传生化异常。

2.环境因素

（1）饮食。流行病学和临床观察均显示食盐摄入量与高血压的发生和血压水平呈正相关。钠盐摄入越多，血压水平和患病率越高。而低钾、低钙、低动物蛋白的膳食更加重了钠对血压的不良影响。

（2）精神应激。人在长期紧张、压力、焦虑或长期环境噪声、视觉刺激下也可引起高血压，因此，城市从事脑力劳动者高血压的患病率超过体力劳动者，从事精神紧张度高的职业和长期噪音环境中工作者患高血压较多。

3.其他因素

肥胖、服避孕药也与高血压的发生有关,肥胖是血压升高的重要危险因素,一般采用体重指数(BMI)来衡量肥胖程度,即体重(kg)/身高^2(m^2)(20～24 为正常范围)。约 1/3 高血压患者有不同程度肥胖。服避孕药的妇女血压升高发生率及程度与服用时间长短有关,口服避孕药引起的高血压一般为轻度,并且可逆转。另外,阻塞性睡眠呼吸暂停综合征(OSAS)亦与高血压有关,50％OSAS 患者有高血压。

(二)发病机制

影响血压的因素众多,从血流动力学角度,主要取决于心排出量及体循环的外周阻力。平均动脉血压(MBP)＝心排出量(CO)×总外周阻力(PR)。高血压的血流动力学特征主要是总外周血管阻力相对或绝对增高。高血压的发病机制包括以下几个方面。

1.交感神经系统活性亢进

各种病因使大脑皮质兴奋与抑制过程失调,皮层下神经中枢功能发生变化,各种神经递质浓度与活性异常,导致交感神经系统活性亢进,血浆儿茶酚胺浓度升高,阻力小动脉收缩增强。

2.肾性水钠潴留

各种原因引起肾性水钠潴留,机体为避免心排血量增高使组织过度灌注,全身阻力小动脉收缩增强,导致外周血管阻力增高。也可能通过排钠激素分泌释放增加使外周血管阻力增高。

3.肾素-血管紧张素-醛固酮系统(RAAS)激活

肾小球入球动脉的球旁细胞分泌肾素,作用于肝脏产生的血管紧张素原,生成血管紧张素Ⅰ,再经血管紧张素转换酶(ACE)的作用生成血管紧张素Ⅱ,作用于血管紧张素Ⅱ受体,使小动脉平滑肌收缩,外周血管阻力增加。并可刺激肾上腺皮质分泌醛固酮,使水钠潴留,血容量增加。还可通过交感神经末梢使去甲肾上腺素分泌增加,这些作用均可使血压升高。

4.胰岛素抵抗

近年认为胰岛素抵抗是 2 型糖尿病和高血压发生的共同病理生理基础,胰岛素抵抗表现为继发性高胰岛素血症,使肾脏水钠重吸收增加,交感神经系统活性亢进,动脉弹性减退,从而使血压升高。

5.其他

细胞膜离子转运异常,血管内皮系统生成、激活和释放的各种血管活性物质,代谢异常,饮酒过多等均可导致心排出量及外周血管阻力增加,而引起血压升高。

以上机制主要从总外周血管阻力增高出发,但此机制尚不能解释单纯收缩性高血压和脉压明显增大。通常情况下,收缩压和脉压的主要决定因素是大动脉弹性和外周血管的压力反射波,因而近年来重视动脉弹性功能在高血压发病中的作用。

二、临床表现

(一)一般表现

1.症状

大多数起病缓慢、渐进,早期症状不明显,一般缺乏特殊的临床表现。只是在精神紧张、情绪激动后才出现血压暂时性升高,随后即可恢复正常;部分患者没有症状,常见症状有头痛、头晕、颈项板紧、疲劳、心悸等,在紧张或劳累后加重,不一定与血压水平有关,多数症状可自行缓解。也可出现视力模糊、鼻出血等较重症状。约 1/5 的患者无症状,仅在测量血压时或发生心、脑、肾等并发症时才被发现。

2.体征

血压随季节、昼夜、情绪等因素有较大波动。冬季血压较高,夏季较低;血压有明显昼夜波动,一般夜间血压较低,清晨起床活动后血压迅速升高,形成清晨血压高峰。患者在家中的自测血压值往往低于在医院所测的血压值。心脏听诊时可有主动脉瓣区第二心音亢进、收缩期杂音或收缩早期喀嚓音。高血压后期的临床表现常与心、脑、肾损害程度有关。

(二)临床特殊类型

1.恶性高血压

恶性高血压发病急骤,多见于青、中年。临床特点为血压明显升高,舒张压持续在130mmHg(17.3kPa)以上。眼底出血、渗出或视神经盘水肿,出现头痛、视力迅速减退。肾脏损害明显,持续的蛋白尿、血尿及管型尿,可伴有肾功能不全。本病进展快,如不给予及时治疗,预后差,可死于肾衰竭、脑卒中或心力衰竭。

2.高血压危重症

(1)高血压危象。在高血压病程中,由于血管阻力突然上升,血压明显增高,收缩压达260mmHg(34.7kPa)、舒张压>120mmHg(16kPa),患者出现头痛、烦躁、心悸、多汗、恶心、呕吐、面色苍白或潮红、视力模糊等症状。伴靶器官损害病变者可出现心绞痛、肺水肿或高血压脑病。控制血压后病情可迅速好转,但易复发。其发生机制是交感神经兴奋性增加导致儿茶酚胺分泌过多。

(2)高血压脑病。是指在高血压病程中发生急性脑血液循环障碍,引起脑水肿和颅内压增高而产生的临床征象。发生机制可能为血压过高超过了脑血管的自身调节机制,使脑灌注过多,导致液体渗入脑血管周围组织,引起脑水肿。临床表现为严重头痛、呕吐、神志改变,重者意识模糊、抽搐、癫痫样发作甚至昏迷。

三、并发症

(一)心脏

血压长期升高使心脏尤其是左心室后负荷过重,致使左心室肥厚、扩大,形成高血压性心脏病,最终导致左心衰竭。高血压可促使冠状动脉粥样硬化的形成,并使心肌耗氧量增加,可出现心绞痛、心肌梗死和猝死。

(二)脑

长期高血压易形成颅内微小动脉瘤,血压突然增高时可引起破裂而致脑出血。血压急剧升高还可发生一过性脑血管痉挛,导致短暂性脑缺血发作及脑血栓形成,出现头痛、失语、肢体瘫痪。血压极度升高可发生高血压脑病。

(三)肾脏

长期而持久血压升高,可引起肾小动脉硬化,导致肾功能减退,出现蛋白尿,晚期可出现氮质血症及尿毒症。

(四)眼底

眼底可反映高血压的严重程度,分为 4 级。①Ⅰ级:视网膜动脉痉挛、变细、反光增强。

②Ⅱ级:视网膜动脉狭窄,动静脉交叉压迫。③Ⅲ级:上述血管病变基础上有眼底出血或棉絮状渗出。④Ⅳ级:出血或渗出伴有视神经盘水肿。

(五)血管

除心、脑、肾血管病变外,严重高血压可促使主动脉夹层形成并破裂,常可致命。

四、护理

(一)护理目标

患者血压控制在合适的范围,头痛减轻;无意外发生;能增进保健知识,坚持合理用药;无并发症的发生。

(二)护理措施

1.用药护理

用药一般从小剂量开始用药,遵医嘱调整剂量,不可自行增减或突然撤换药物,多数患者需长期服用维持量;注意降压不可过快、过低,某些降压药物有直立性低血压反应,应指导患者改变体位时动作宜缓慢,警惕服降压药后可能发生的低血压反应,服药后如有昏厥、恶心、乏力时,立即平卧,头低足高位,以促进静脉回流,增加脑部血流量;服药后不要站立太久,因长时间站立会使腿部血管扩张,血液淤积于下肢,脑部血流量减少;避免用过热的水洗澡或蒸气浴,防止周围血管扩张导致昏厥。

2.高血压危重症的护理

(1)一旦发生高血压急症,应绝对卧床休息,抬高床头,避免一切不良刺激和不必要的活动,协助生活护理。必要时使用镇静剂。

(2)保持呼吸道通畅,吸氧 4～5L/min。

(3)立即建立静脉通道,遵医嘱尽早准确给药,以达到快速降压和脱水降颅内压的目的。硝普钠静脉滴注过程中应避光,调整给药速度,严密监测血压,脱水剂滴速宜快等。

(4)定期监测血压,严密观察病情变化,做好心电、血压、呼吸监测,一旦发现血压急剧升高、剧烈头痛、呕吐、大汗、视力模糊、面色及神志改变、肢体运动障碍等症状,立即通知医生。

(5)制止抽搐,发生抽搐时用牙垫置于上、下白齿间防止唇舌咬伤;患者意识不清时应加床栏,防止坠床;避免屏气或用力排便。

3.健康指导

(1)合理膳食。坚持低盐饮食,减少膳食中脂肪摄入,补充适量蛋白质,多食蔬菜和水果,摄入足量钾、镁、钙。进食应少量多餐,避免暴饮暴食及饮用刺激性饮料,戒烟酒。

(2)预防便秘。采用适当的措施如多食粗纤维食物、饮蜂蜜水等,保持大便通畅。由于便秘会使降压药的吸收增加或变得不规则而引起危险的低血压反应。同时排便时用力,使胸、腹压上升,极易引起收缩压升高,甚至造成血管破裂,因此应预防便秘。

(3)适当运动。可根据年龄及身体状况选择慢跑、太极拳等不同方式的运动,应避免提重物或自高处取物,因会屏气用力,导致血压升高。鼓励患者参加有兴趣的休闲娱乐活动,不应感受到有压力,如养花、养鸟。

(4)指导用药。告诉患者及其家属有关降压药的名称、剂量、用法、作用与不良反应和降压药应用注意事项,并提供书面材料。教育患者服药剂量必须遵医嘱执行,不可随意增减药量或突然撤换药物。

(5)自测血压。建议患者自备血压计，教会患者或家属定时测量血压并记录，定期门诊复查。

(6)减少压力，保持情绪稳定。创造安静、舒适的休养环境，避免过度兴奋，减少影响患者激动的因素。教会患者训练自我控制能力，消除紧张和压力，保持最佳心理状态。

(三)护理评价

患者能正确认识疾病，避免加重高血压的诱发因素，懂得自我护理方法，改变不良的生活方式；患者坚持按医嘱服降压药，减少并发症的发生，无高血压急症发生。

第三节　冠状动脉粥样硬化性心脏病

冠状动脉粥样硬化性心脏病简称冠心病，指冠状动脉粥样硬化使血管腔狭窄或阻塞，和(或)因冠状动脉功能性改变(痉挛)导致心肌缺血、缺氧或坏死而引起的心脏病，统称冠状动脉性心脏病，亦称缺血性心脏病。冠心病是严重危害人民健康的常见病。在我国，本病呈逐年上升趋势。发生年龄多在 40 岁以后，男性多于女性，脑力劳动者多见。

一、临床分型

(一)无症状性心肌缺血(隐匿型)

患者无症状，但静息、动态或负荷试验心电图有 ST 段压低，T 波低平或倒置等心肌缺血的客观证据；或心肌灌注不足的核素心肌显像表现。

(二)心绞痛

心绞痛有发作性胸骨后疼痛，为一过性心肌供血不足引起。

(三)心肌梗死

心肌梗死一般症状严重，由冠状动脉闭塞致心肌急性缺血性坏死所致。

(四)缺血性心肌病(心律失常和心力衰竭型)

缺血性心肌病表现为心脏增大、心力衰竭和心律失常，由长期心肌缺血导致心肌纤维化而引起，临床，表现与扩张型心肌病类似。

(五)猝死

因原发性心搏骤停而猝然死亡，多为缺血心肌局部发生电生理紊乱，引起严重的室性心律失常所致。

本章主要介绍心绞痛和心肌梗死两种类型。

二、心绞痛

心绞痛是由于冠状动脉供血不足，导致心肌急剧的、暂时的缺血、缺氧所产生的临床综合征。心绞痛可分为稳定型心绞痛和不稳定型心绞痛，本部分重点介绍稳定型心绞痛。

(一)病因及发病机制

1.病因

心绞痛最基本的病因是冠状动脉粥样硬化引起血管腔狭窄和(或)痉挛。其次有重度主动脉瓣狭窄或关闭不全、肥厚型心肌病、先天性冠状动脉畸形、冠状动脉栓塞、严重贫血、休克、快速心律失常、心肌耗氧量增加等。常因体力劳动、情绪激动、饱餐、寒冷、阴雨天气、吸烟而诱发。

2.发病机制

当冠状动脉的血液供应与需求之间发生矛盾时,冠状动脉血流量不能满足心肌代谢的需要,引起心肌急剧的、暂时的缺血缺氧,即可发生心绞痛。

正常情况下,冠状循环血流量具有很大的储备力量,其血流量可随身体的生理情况有显著的变化,在剧烈体力活动、情绪激动等对氧的需求增加时,冠状动脉适当扩张,血流量增加(可增加 6～7 倍),达到供求平衡。当冠状动脉粥样硬化致冠状动脉狭窄或部分分支闭塞时,其扩张性减弱,血流量减少,当心肌的血供减少到尚能应付平时的需要,则休息时无症状。一旦心脏负荷突然增加,如劳累、激动、心力衰竭等使心脏负荷增加,心肌耗氧量增加时,对血液的需求增加,而冠脉的供血已经不能相应增加,即可引起心绞痛。

在缺血缺氧的情况下,心肌内积聚过多的代谢产物,如乳酸、磷酸、丙酮酸等酸性物质,或类似激肽的多肽类物质,刺激心脏内自主神经的传入纤维末梢,经 1～5 胸交感神经节和相应的脊髓段,传到大脑,可产生疼痛的感觉,即心绞痛。

(二)临床分型

1.劳累性心绞痛

劳累性心绞痛发作常由于体力劳动或其他增加心肌需氧量的因素而诱发,休息或含服硝酸甘油后可迅速缓解。其原因主要是冠状动脉狭窄使血流不能按需求相应地增加,出现心肌氧的供需不平衡。

(1)稳定型心绞痛。最常见,指劳累性心绞痛发作的性质在 1～3 个月内并无改变,即每次发作的诱因、发作次数、程度、持续时间、部位、缓解方式等大致相同。

(2)初发型心绞痛。过去未发作过心绞痛或心肌梗死,初次发生劳累性心绞痛的时间不足 1 个月者。或既往有稳定型心绞痛已长期未发作,再次发生时间不足 1 个月者。

(3)恶化型心绞痛。原为稳定型心绞痛的患者,在 3 个月内疼痛发作的频率、程度、时限、诱因经常变动,进行性恶化,硝酸甘油不易缓解。可发展为心肌梗死或猝死,亦可逐渐恢复为稳定型心绞痛。

2.自发性心绞痛

自发性心绞痛发作特点为疼痛发生与体力或脑力活动引起心肌需氧量增加无明显关系,常与冠脉血流储备量减少有关。疼痛程度较重,时限较长,不易为硝酸甘油所缓解。

(1)卧位型心绞痛。休息、睡眠时发作,常在半夜、偶在午睡时发生,硝酸甘油不易缓解。本型易发展为心肌梗死或猝死。

(2)变异型心绞痛。与卧位型心绞痛相似,常在夜间或清晨发作,但发作时心电图相关导联 ST 段抬高,与之对应的导联则 ST 段下移,主要为冠状动脉痉挛所致,患者迟早会发生心肌梗死。

(3)急性冠状动脉功能不全。亦称中间综合征,常在休息或睡眠时发生,时间可达 30min 至 1h 或以上,但无心肌梗死表现,常为心肌梗死的前奏。

(4)梗死后心绞痛。急性心肌梗死发生后一个月内再发的心绞痛。

3.混合性心绞痛

其特点是患者既可在心肌需氧量增加时发生心绞痛,亦可在心肌需氧量无明显增加时发生心绞痛,为冠状动脉狭窄使冠脉血流储备量减少,而这一血流储备量的减少又不固定。

临床上常将除稳定型心绞痛之外的以,上所有类型的心绞痛及冠脉成形术后心绞痛、冠脉旁路术后心绞痛等归入"不稳定型心绞痛"。此外,恶化型心绞痛及各型自发性心绞痛有可能进一步发展为心肌梗死,故又被称为"梗死前心绞痛"。

(三)临床表现

1.症状

其症状以发作性胸痛为主要临床表现。典型的疼痛特点如下。

(1)部位。位于胸骨体上段或中段之后,可波及心前区,有手掌大小范围,甚至横贯前胸,界限不很清楚。常放射至左肩、左臂内侧达无名指和小指,或达咽、颈、下颌部等。

(2)性质。典型的胸痛呈压迫性或紧缩性、发闷,也可有堵塞、烧灼感,但不尖锐,不像针刺或刀割样痛,偶伴濒死的恐惧感觉。发作时,患者常不自觉地停止原来的活动。

(3)诱因。体力劳动、情绪激动(如愤怒、焦虑、过度兴奋)、饱餐、寒冷、阴雨天气、吸烟、排便、心动过速、休克等。

(4)持续时间。疼痛出现后逐渐加重,呈阵发性,轻者 3～5min,重者可达 10～15min,很少超过 30min。

(5)缓解方式。一般停止原有活动或含服硝酸甘油后 1～3min 内缓解。

(6)发作频率。疼痛可数天、数周发作 1 次,亦可每天内多次发作。

2.体征

一般无异常体征。心绞痛发作时可见面色苍白、皮肤发冷或出汗、血压升高、心率增快,有时闻及第四心音奔马律,可有暂时性心尖部收缩期杂音。

(四)护理

1.护理目标

患者疼痛缓解,生活能自理;能叙述心绞痛的诱因,遵守保健措施。

2.护理措施

(1)一般护理。①休息和活动:一般不需卧床休息,保持适当的体力劳动,以不引起心绞痛为度。但心,绞痛发作时应立即休息,不稳定型心绞痛者,应卧床休息。缓解期应根据患者的具体情况制订合理的活动计划,以提高患者的活动耐力,最大活动量以不发生心绞痛症状为度。但应避免竞赛活动和屏气用力动作,并防止精神过度紧张和长时间工作。②饮食:原则为低盐、低脂、高维生素、易消化饮食。控制摄入总热量,热量控制在 2000kcal 左右,主食每天不超过 500g,避免过饱,甜食少食,晚餐宜少;低脂饮食,限制动物脂肪、蛋黄及动物内脏的摄入,其标准是把食物中胆固醇的含量控制在 300mg/d 内(一个鸡蛋含胆固醇 200～300mg)。少食动物脂肪,常食植物油(如豆油、菜油、玉米油等),因为动物脂肪中含较多的饱和脂肪酸,食用过多会使血中胆固醇升高,而植物油含有较多的不饱和脂肪酸,可降低血中胆固醇、防止动脉硬化形成和发展的作用;低盐饮食,通常以不超过 4g/d 为宜,若有心功能不全,则应更少;

限制含糖食物的摄入,少吃含糖高的糕点、糖果,少饮含糖的饮料,粗细搭配主食,防止热量过剩,体重增加;一日三餐要有规律,避免暴饮暴食,戒烟限酒。多吃新鲜蔬菜、水果以增加维生素的摄取及防止便秘的发生。③保持大便通畅:由于便秘时患者用力排便可增加心肌耗氧量,诱发心绞痛。因此,应指导患者养成按时排便的习惯,增加食物中纤维素的含量,多饮水,增加活动,以防发生便秘。

(2)病情观察。心绞痛发作时应观察胸痛的部位、性质、程度、持续时间,严密监测血压、心率、心律、脉搏、体温,描记疼痛发作时心电图,观察有无心律失常、急性心肌梗死等并发症的发生。

(3)用药护理。注意药物的疗效及不良反应。含服硝酸甘油片后 1~2min 开始起作用,30min 后作用消失。硝酸甘油可引起头痛、血压下降,偶伴昏厥。使用时注意:①随身携带硝酸甘油片,注意有效期,定期更换,以防药效降低。②对于规律性发作的劳累性心绞痛,可进行预防用药,在外出、就餐、排便等活动前含服硝酸甘油。③胸痛发作时每隔 5min 含服硝酸甘油 0.5mg,直至疼痛缓解。如果疼痛持续 15~30min 或连续含服 3 片后仍未缓解,应警惕急性心肌梗死的发生。④胸痛发作含服硝酸甘油后最好平卧,必要时吸氧。⑤静脉滴注硝酸甘油时应监测患者心率、血压的变化,掌握好用药浓度和输液速度,患者及其家属不可擅自调整滴速,防止低血压的发生。⑥青光眼、低血压时忌用。

(4)心理护理。心绞痛发作时患者常感到焦虑,而焦虑能增强交感神经兴奋性,增加心肌需氧量,加重心绞痛。因此患者心绞痛发作时应专人守护,安慰患者,增加患者的安全感,必要时可遵医嘱给予镇静剂。

(5)健康指导。①生活指导:合理安排休息与活动,保证充足的休息时间。出院后遵医嘱服药,不要擅自增减药量,自我检测药物的不良反应。外出时随身携带硝酸甘油以备急用。活动应循序渐进,以不引起症状为原则。避免重体力劳动、精神过度紧张或过度劳累。②指导患者防止心绞痛再发作:避免诱发因素,告知患者及其家属过劳、情绪激动、饱餐、剧烈运动、受寒冷潮湿刺激等都是心绞痛发作的诱因,应注意尽量避免;减少危险因素,如戒烟,减轻精神压力,选择低盐、低脂、低胆固醇、高纤维素饮食,维持理想的体重,控制高血压,调节血脂,治疗糖尿病等。

3.护理评价

患者主诉疼痛减轻或消失,能自觉避免诱发因素,未发生并发症或发生后得到了及时的控制;生活需要得到了及时的满足。

三、心肌梗死

心肌梗死是指在冠状动脉病变的基础上,发生冠状动脉血供急剧减少或中断,使相应心肌的严重而持久地急性缺血导致心肌坏死。临床表现为持续而剧烈的胸骨后疼痛、特征性心电图动态演变、白细胞计数和血清心肌坏死标记物增高,常可发生心律失常、心力衰竭或心源性休克。属冠心病的严重类型。

(一)病因及发病机制

本病基本病因是冠状动脉粥样硬化,造成管腔严重狭窄和心肌血液供应不足,而侧支循环尚未充分建立,在此基础上,若发生血供急剧减少或中断,使心肌严重而持久地缺血达 1h 以上,即可发生心肌梗死。

心肌梗死原因绝大多数是由于不稳定粥样斑块破溃,继而出血和管腔内血栓形成,使管腔闭塞。少数情况下粥样斑块内或其下发生出血或血管持续痉挛,也可使冠状动脉完全闭塞。

促使粥样斑块破裂出血及血栓形成的诱因有:休克、脱水、出血、外科手术或严重心律失常,使心排出量骤降,冠状动脉灌流量锐减;饱餐特别是进食多量脂肪后,血脂增高,血黏稠度增高;重体力活动、情绪过分激动、用力排便或血压剧升,致左心室负荷明显加重,儿茶酚胺分泌增多,心肌需氧量猛增,冠状动脉供血明显不足;晨起 6—12 时交感神经活动增加,机体应激反应增强,冠状动脉张力增高。

心肌梗死可由频发心绞痛发展而来,也可原无症状,直接发生心肌梗死。心肌梗死后发生的严重心律失常、休克或心力衰竭,均可使冠状动脉灌流量进一步降低,心肌坏死范围进一步扩大,严重者可导致死亡。

(二)临床表现

1.先兆症状

50%～81.2%的患者在发病前数日有乏力、胸部不适、活动时心悸、气急、烦躁、心绞痛等前驱症状。心绞痛以新发生或出现较以往更剧烈而频繁的疼痛为突出特征,疼痛持续时间较以往长,诱因不明显,硝酸甘油疗效差,心绞痛发作时伴恶心、呕吐、大汗、心动过缓、急性心功能不全、严重心律失常或血压有较大波动等,心电图示 ST 段一时性明显抬高或压低,T 波倒置或增高。及时处理先兆症状,可使部分患者避免心肌梗死的发生。

2.主要症状

其症状与心肌梗死面积的大小、部位以及侧支循环情况密切相关。

(1)疼痛。为最早、最突出的症状。疼痛部位和性质与心绞痛相似,但多无明显的诱因。常发生于安静或睡眠时,疼痛程度更重,范围更广,常呈难以忍受的压榨、窒息或烧灼样,伴有大汗、烦躁不安、恐惧及濒死感。疼痛持续时间较长,可达数小时或数日,休息和含服硝酸甘油不能缓解。部分患者疼痛可向上腹部、颈部、下颌和背部放射而被误诊为其他疾病,少数患者无疼痛,一开始即表现为休克或急性心力衰竭。也有患者整个病程都无疼痛或其他症状,后来才发现发生过心肌梗死。

(2)全身症状。一般在疼痛发生后 24～48h 出现。表现为发热、白细胞增高和红细胞沉降率增快等,由坏死组织吸收所引起。体温升高至 38℃ 左右,一般不超过 39℃,持续大约 1 周,伴有心动过速或过缓。

(3)胃肠道症状。剧烈疼痛时常伴恶心、呕吐和上腹胀痛,与坏死心肌刺激迷走神经和心排出量降低致组织灌注不足等有关;亦可出现肠胀气;重者可发生呃逆。

(4)心律失常。大部分患者都有心律失常。多发生在起病 1～2d 内,24h 内最多见。室性心律失常最多,尤其是室性期前收缩,如出现频发(每分钟 5 次以上)室性期前收缩、成对或呈短阵室性心动过速、多源性室性期前收缩或 RonT 现象。常为心室颤动的先兆。前壁心肌梗死易发生室性心律失常,下壁心肌梗死易发生房室传导阻滞及窦性心动过缓。前壁心肌梗死如发生房室传导阻滞表明梗死范围广泛,预后较差。

(5)低血压和心源性休克。疼痛发作期间血压下降常见,但未必是休克,如疼痛缓解而收缩压下降仍＜80mmHg,且患者表现烦躁不安、面色苍白、皮肤湿冷、脉细而快、大汗淋漓、尿量减少(＜20mL/h)、神志迟钝,甚至昏厥者则为休克表现,多在起病后数小时至1周内发生,主要为心肌广泛坏死、心排出量急剧下降所致。

(6)心力衰竭。主要为急性左心衰竭,为梗死后心脏舒缩力显著减弱或不协调所致。可在起病最初几天内发生,或在疼痛、休克好转阶段出现。发生率为32%～48%,表现为呼吸困难、咳嗽、发绀、烦躁等。重者可发生肺水肿,随后可有右心衰竭的表现。右心室心肌梗死者一开始即可出现右心衰竭表现。并伴血压下降。

3.体征

(1)心脏体征。心脏浊音界可正常或轻至中度增大;心率多增快,也可减慢,心律不齐;心尖区第一心音减弱,可闻第三或第四心音奔马律。部分患者发病后2～3d出现心包摩擦音。亦有部分患者在心前区可闻及收缩期杂音或喀喇音,为二尖瓣乳头肌功能失调或断裂所致。

(2)血压和其他。除急性心肌梗死早期血压可增高外,几乎所有患者都有血压下降。起病前有高血压者,血压可降至正常;起病前无高血压者,血压可降至正常以下。当伴有心律失常、休克或心力衰竭时,可有相应的体征。

(三)并发症

1.乳头肌功能失调或断裂

二尖瓣乳头肌因缺血、坏死等使收缩功能发生障碍,造成不同程度的二尖瓣脱垂及关闭不全,心尖区可出现粗糙的收缩期杂音或伴收缩中晚期喀喇音。轻者可以恢复,重者可严重损害左心功能致使发生急性肺水肿,在数天内死亡。

2.心脏破裂

心脏破裂较少见,常在起病1周内出现。多为心室游离壁破裂,偶为心室间隔破裂造成穿孔。

3.栓塞

栓塞的发生率为1%～6%,见于起病后1～2周。如为左心室附壁血栓脱落所致,则引起脑、肾、脾或四肢等动脉栓塞;由下肢静脉血栓破碎脱落所致,则产生肺动脉栓塞。

4.心室壁瘤

心室壁瘤主要见于左心室,发生率为15%～20%。较大的室壁瘤体检时可见左侧心界扩大,超声心动图可见心室局部有反常运动,心电图ST段持续抬高。

5.心肌梗死后综合征

心肌梗死后综合征发生率为10%。于心肌梗死后数周至数月内出现,可反复发生,表现为心包炎、胸膜炎或肺炎。有发热、胸痛、气急、咳嗽等症状。可能为机体对坏死组织的过敏反应。

(四)护理

1.护理目标

患者主诉疼痛减轻或消失;卧床期间生活需要得到满足,促进身心休息;患者的活动耐力逐渐增加；患者保持排便通畅，无便秘发生。心律失常被及时发现和控制，未发生心力衰竭和心源性休克。

2.护理措施

治疗原则是尽早使心肌血液再灌注（到达医院后 30min 内开始溶栓或 90min 内开始介入治疗）以挽救濒死的心肌，防止梗死面积扩大或缩小心肌缺血范围，保护和维持心脏功能，及时处理严重心律失常、泵衰竭和各种并发症，防止猝死。

（1）一般护理。

休息与活动：急性期绝对卧床休息 12h，保持环境安静，减少探视，协助患者进食、洗漱及大小便。如无并发症，24h 床上肢体活动，第 3 天房内走动，第 4～5 天逐渐增加活动量，以不感到疲劳为限。有并发症者可适当延长卧床时间。

饮食指导：起病后 4～12h 内给予流质饮食，随后用半流质，以减轻胃扩张，2～3d 后改为软食，宜进低盐、低脂、低胆固醇、易消化的食物，多吃蔬菜、水果，少量多餐，不宜过饱。禁烟、酒。避免浓茶、咖啡及过冷、过热、辛辣刺激性食物。超重者应控制总热量，有高血压、糖尿病者应进食低脂、低胆固醇及低糖饮食。有心功能不全者，适当限制钠盐。

保持大便通畅：急性心肌梗死患者由于卧床休息、进食少、使用吗啡等药物易引起便秘，而排便用力易诱发心力衰竭、肺梗死甚至心搏骤停。因此，评估患者日常的排便习惯、排便次数及形态，指导患者养成每天定时排便的习惯，多吃蔬菜、水果等粗纤维食物，或服用蜂蜜水；适当腹部环形按摩，促进排便；也可每天常规给缓泻剂，必要时给予甘油灌肠。以防止便秘时用力排便导致病情加重。

（2）病情观察。进入冠心病监护病房（CCU），严密监测心电图、血压、呼吸、神志、出入量，末梢循环等情况 3～5d，如有条件还可进行血流动力学监测。及时发现心律失常、休克、心力衰竭等并发症的早期症状。备好各种急救药品和设备。

（3）疼痛护理。疼痛可使交感神经兴奋，心肌缺氧加重，促使梗死范围扩大，易发生休克和严重心律失常，因此应及早采取有效的止痛措施。遵医嘱给予吗啡或哌替啶止痛时注意呼吸功能的抑制，并密切观察血压、脉搏的变化。一般采用鼻导管或双腔氧气管法吸氧，根据血氧饱和度监测调整氧流量。静脉滴注或用微量泵注射硝酸甘油时，严格控制速度，并注意观察血压、心率变化。

（4）溶栓治疗的护理。溶栓前询问患者有无活动性出血、消化性溃疡、脑血管病、近期手术、外伤史等溶栓禁忌证，检查血小板、出凝血时间和血型，配血；迅速建立静脉通道，遵医嘱准确配制并输注溶栓药物；用药后询问胸痛有无缓解，监测心肌酶、心电图及出凝血时间，以判断溶栓效果；观察有无发热、皮疹等过敏现象，皮肤、黏膜及内脏有无出血，出血严重时，停止治疗并立即处理。

（5）心理护理。心肌梗死的发生不仅使患者产生焦虑、抑郁、恐惧等负性心理反应，还会对整个家庭造成严重的影响，往往导致整个家庭处于危机状态，使得家庭应对能力降低，不能发挥正常家庭功能。因此，护理人员应尽量陪伴在患者身边，加强患者的心理护理，如给患者介绍监护室的环境、治疗方法，解释不良情绪对疾病的负面影响等。指导患者保持乐观、平和的心情。告诉家属对患者要积极配合和支持，并创造一个良好的身心修养环境，生活中避免对其施加压力。及时了解患者家属的需要,并设法予以满足,如及时向家属通告患者的病情和治疗情况,解答家属的疑问等,以协助患者及其家属提高应对危机的能力,维持患者和家庭的心理健康。

(6)康复护理。急性心肌梗死患者进行早期康复护理有利于疾病的预后和提高患者的生活质量。优点,如下:①改善功能储备,增加运动耐量和肌力。②改善精神、心理状态,减轻症状,减少心绞痛的发生。③增强心肌血液灌注,减少心肌缺血。④延缓动脉粥样硬化的进展,甚至可使之逆转。⑤减少长期卧床所致的血流缓慢、静脉栓塞等并发症。

(7)健康指导。

运动指导:患者应根据自身条件,进行适当有规则的运动,适当运动可以提高患者的心理健康水平和生活质量、延长存活时间。运动的内容应视病情、年龄、性别、身体状况等选择一个或多个项目进行,根据运动中的反应,掌握运动强度,避免剧烈运动,防止疲劳。运动中以达到患者最大心率的 $60\%\sim65\%$ 的低强度长期锻炼是安全有效的。

生活指导:合理膳食,均衡营养,防止过饱。戒烟限酒,保持理想体重。根据天气变化适当增减衣服,防止感冒受凉。

避免危险因素:积极治疗梗死后心绞痛、高血压,糖尿病、高脂血症,控制危险因素;保持情绪稳定,避免精神紧张、激动;避免寒冷;保持大便通畅,防止排便用力。

用药指导:坚持按医嘱服药,注意药物不良反应,定期复查。

心肌梗死发作时自救:①立刻就地休息,保持靠坐姿势,心情放松,保持环境安静而温暖。②积极与急救站或医院联系,呼叫救护车或用担架将患者送往医院,切忌扶患者勉强步行。③如有条件,立刻吸入氧气。④舌下含服硝酸甘油、消心痛(异山梨酯),可连续多次服用,亦可舌下含服速效救心丸、复方丹参滴丸等扩张冠状动脉的药物。

3.护理评价

患者的疼痛缓解;卧床休息期间患者的生活需要得到满足;生命体征稳定,能进行循序渐进的运动;大便正常,并能说出预防便秘的方法;未发生心律失常、心力衰竭、心源性休克等并发症。

第四节　心脏瓣膜病

心脏瓣膜病是由于炎症、黏液瘤样变性、退行性改变、缺血性坏死、先天性畸形、创伤等原因引起的单个或多个瓣膜(包括瓣叶、瓣环、腱索、乳头肌等)的功能或结构异常,导致瓣口狭窄和(或)关闭不全。

二尖瓣最常受累,约占 70%,二尖瓣并主动脉病变者占 $20\%\sim30\%$,单纯主动脉病变占 $2\%\sim5\%$,而三尖瓣和肺动脉瓣病变者少见。其次为主动脉瓣。

风湿性心脏病简称风心病,是风湿性炎症过程所致瓣膜损害,主要累及 40 岁以下人群,女性多于男性。近年发病率已有所下降,但仍是我国常见的心脏病之一。老年人的瓣膜钙化和瓣膜黏液瘤样变性在我国日渐增多。

一、常见的心脏瓣膜病

(一)二尖瓣狭窄

1.病因

二尖瓣狭窄的最常见病因为风湿热。急性风湿热后,至少需 2 年始形成明显的二尖瓣狭窄。风湿性二尖瓣狭窄仍是我国主要的瓣膜病,2/3 的患者为女性。约半数患者无急性风湿热史,但多有反复链球菌扁桃体炎或咽峡炎史。反复风湿活动、呼吸道感染、心内膜炎、妊娠、分娩等诱因均可促使病情加重。多次发作急性风湿热较一次发作后出现狭窄早。

2.临床表现

(1)早期患者可无症状,一般在二尖瓣中度狭窄时方有明显症状。①呼吸困难:为最常见的早期症状,主要由肺的顺应性降低所致。患者首次呼吸困难发作常以运动、精神紧张、性交、感染、妊娠或心房颤动为诱因,并先有劳力性呼吸困难,严重者出现阵发性夜间呼吸困难、静息时呼吸困难、端坐呼吸,甚至发生急性肺水肿。②咯血:突然咯大量鲜血,通常见于严重二尖瓣狭窄,可为首发症状。支气管静脉同时回流入体循环静脉和肺静脉,当肺静脉压突然升高时,黏膜下瘀血、扩张而壁薄的支气管静脉破裂引起大咯血,咯血后肺静脉压减低,咯血可自止;血性痰或带血丝痰伴阵发性夜间呼吸困难或咳嗽;急性肺水肿时咳大量粉红色泡沫痰;肺梗死伴咯血,为本症晚期并发慢性心力衰竭时少见的情况。③咳嗽:常见,尤其在冬季明显。表现在卧床时干咳,可能与支气管黏膜瘀血水肿易引起慢性支气管炎,或左心房增大压迫主支气管有关。④声音嘶哑:较少见,由于扩张的左心房增大压迫左主支气管有关。⑤其他:如乏力、心悸,前者由心功能减退、心排血量减少供血不足所致,后者由心律失常尤其是心房颤动所致。食欲减退、腹胀、肝区胀痛、下肢水肿由右心衰竭致体循环瘀血所致。

(2)体征。①二尖瓣重度狭窄常有"二尖瓣面容",双颧绀红。②心尖部可触及舒张期震颤。③听诊可闻及舒张中晚期"隆隆"样杂音,是二尖瓣狭窄最重要的体征。④心尖部第一心音亢进呈拍击样及二尖瓣开瓣音,存在则高度提示二尖瓣狭窄以及瓣膜仍有一定的柔顺性和活动力,对决定手术治疗的方法有一定的意义。⑤肺动脉瓣区第二心音亢进伴分裂。⑥右心功能不全可有颈静脉怒张、肝大、下肢水肿等。

3.并发症

(1)心律失常。以心房颤动最常见,为相对早期的并发症,起始可为阵发性,此后可发展为慢性房颤。心房颤动的发生率随左心房增大和年龄增长而增加。房颤降低心排出量更诱发或加重心力衰竭。

(2)急性肺水肿。为重度二尖瓣狭窄的严重并发症,如不及时救治,可能致死。

(3)血栓。以脑动脉栓塞最常见,20%的患者可发生体循环栓塞,其余依次为外周(下肢、视网膜)动脉、内脏(脾、肾、肠系膜)动脉和肺动脉等栓塞。栓塞栓子大多来自左心房,多发生在伴房颤时,因左心房扩张和瘀血易形成血栓,血栓脱落引起动脉栓塞。

(4)其他。并发肺部感染常见,可诱发或加重心力衰竭。晚期常有右心衰竭,是晚期常见并发症及主要死亡原因。亦可并发感染性心内膜炎,但较少见。

(二)二尖瓣关闭不全

二尖瓣关闭不全常与二尖瓣狭窄同时存在,亦可单独存在。

1.病因

心脏收缩期二尖瓣关闭依赖二尖瓣装置(瓣叶、瓣环、腱索、乳头肌)和左心室的结构和功能的完整性,其中任何部分的异常均可致二尖瓣关闭不全。风湿性炎症引起瓣叶纤维化、增厚、僵硬和缩短,使心室收缩时两瓣叶不能紧密闭合,如有乳头肌纤维化、融合和缩短,更加重关闭不全。

2.临床表现

(1)症状。①急性:轻度二尖瓣反流仅有轻微劳力性呼吸困难;严重反流(如乳头肌断裂)很快发生急性左心衰竭,甚至出现急性肺水肿或心源性休克。②慢性:轻度二尖瓣关闭不全可终身无症状,严重反流有心排出量减少,首先出现的突出症状是疲乏无力,肺瘀血的症状如呼吸困难出现较晚。风心病无症状期常超过 20 年,一旦出现症状,多有不可逆的心功能损害,急性肺水肿和咯血较二尖瓣狭窄少见;二尖瓣脱垂多无症状,或仅有不典型胸痛、心悸、乏力、头晕、体位性昏厥和焦虑等,严重的二尖瓣关闭不全晚期出现左心衰竭。

(2)体征。①急性:心尖冲动为高动力型;第二心音肺动脉瓣成分亢进;心尖区反流性杂音于第二心音前终止,而非全收缩期,低调,呈递减型,不如慢性者响。②慢性:心尖冲动呈高动力型,左心室增大时向左下移位。风心病时第一心音减弱,可闻及全收缩期吹风样的高调一贯型杂音,向左腋下和左肩胛下区传导;二尖瓣脱垂和冠心病时第一心音多正常,在典型的二尖瓣脱垂为随咯嚓音之后的收缩晚期杂音;冠心病乳头肌功能失常时可有收缩早期、中期、晚期或全收缩期杂音。

3.并发症

并发症与二尖瓣狭窄相似,但感染性心内膜炎发生率较二尖瓣狭窄高,而体循环栓塞较二尖瓣狭窄少见。

(三)主动脉瓣狭窄

1.病因

先天性二叶瓣畸形为最常见的先天性主动脉瓣狭窄的病因。风湿性炎症导致主动脉瓣膜交界处粘连融合、瓣叶纤维化、僵硬、钙化和挛缩畸形,因而瓣口狭窄。老年人单纯主动脉瓣狭窄的常见原因是退行性钙化。

2.临床表现

(1)症状出现较晚,呼吸困难、心绞痛和昏厥为典型主动脉瓣狭窄常见的三联征。①呼吸困难:劳力性呼吸困难见于 90% 的有症状患者,进而可发生阵发性夜间呼吸困难、端坐呼吸和急性肺水肿。②心绞痛:见于 60% 的有症状患者,常由运动诱发,休息后缓解,主要由心肌缺血引起。③昏厥:见于 1/3 的有症状患者,多发生于直立、运动中或运动后即刻,少数在休息时发生,由于脑缺血引起。

(2)体征。①心尖冲动相对局限、持续有力,主动脉瓣第一听诊区可触及收缩期震颤,并可闻及粗糙而响亮的喷射性收缩期吹风样杂音,向颈部、胸骨左下缘和心尖区传导,主动脉区粗糙而响亮的收缩期杂音是主动脉瓣狭窄的最重要体征。②第二心音减弱。老年人钙化性主动脉瓣狭窄者杂音在心底部。③心尖区抬举性搏动。④脉压缩小。

3.并发症

(1)心律失常。10％的患者可发生心房颤动,可致严重低血压、昏厥或肺水肿。主动脉钙化侵及传导系统可致房室传导阻滞;左心室肥厚、心内膜下心肌缺血可致室性心律失常;两种情况均可导致昏厥,甚至猝死。猝死一般发生于先前有症状者。患者若发生左心衰竭,自然病程明显缩短,因此终末期的右心衰竭少见。

(2)心脏性猝死。仅见于1％～3％的患者。

(3)感染性心内膜炎。不常见,年轻人的较轻瓣膜畸形比老年人的钙化性瓣膜狭窄发生感染性心内膜炎的危险性大。

(4)其他。体循环栓塞、心力衰竭和胃肠道出血少见。

(四)主动脉瓣关闭不全

1.病因

(1)急性。主动脉瓣膜穿孔或瓣周脓肿、创伤、主动脉夹层和人工瓣撕裂。

(2)慢性。约2/3的主动脉瓣关闭不全为风心病所致,由于风湿性炎性病变使瓣叶纤维化、增厚、缩短、变形,影响舒张期瓣叶边缘对合,可造成关闭不全。感染性心内膜炎的感染性赘生物妨碍主动脉瓣闭合而引起关闭不全。另外,先天畸形和主动脉瓣黏液样变性也可引起主动脉瓣关闭不全。

2.临床表现

(1)症状。①急性:轻者无症状,重者出现急性左心衰竭和低血压。②慢性:多年可无症状,常有体位性头晕。心悸是最先出现的症状,伴心前区不适,因左心室明显增大、心尖冲动增强所致;因舒张压过低、快速改变体位时可产生脑缺血而眩晕,脉压增大明显时可有颈部搏动感;左心衰竭是晚期出现的表现;心绞痛较主动脉瓣狭窄少见,由冠状动脉供血减少所致。

(2)体征。①心尖冲动向左下移位,呈心尖抬举样搏动。②胸骨左缘第3～4肋间主动脉瓣第二听诊区可闻及高调舒张期叹气样递减型杂音,是主动脉瓣关闭不全的最重要体征,舒张早期向心尖部传导,前倾坐位和深呼气时易听到。③主动脉瓣区第二心音减弱或消失,见于瓣膜活动很差或反流严重时。④心尖冲动向左下移位,呈抬举性搏动。⑤严重主动脉瓣关闭不全时,收缩压升高、舒张压降低、脉压增大。可出现周围血管征如颈动脉搏动明显、随心脏搏动的点头征、毛细血管搏动征、水冲脉、枪击音等。

3.并发症

(1)左心衰竭为主要并发症,也是主动脉瓣关闭不全患者的主要死亡原因。

(2)感染性心内膜炎较常见。

(3)可发生室性心律失常,心脏性猝死少见。

二、护理

(一)护理目标

患者焦虑减轻,体温得到控制,未发生感染或发生后得到及时的控制;未发生并发症;患者及其家属了解了整个疾病的发生发展过程。

(二)护理措施

1.一般护理

(1)休息与活动。心功能代偿期,一般体力活动不限制,但要注意多休息,以降低耗氧量,减轻心脏负担。心功能失代偿期,卧床休息,限制活动量,协助生活护理,待病情好转,实验室检查正常后逐渐增加活动。左房内有巨大附壁血栓者应绝对卧床休息,以防血栓脱落造成其他部位栓塞。病情允许时应鼓励并协助患者翻身、活动下肢或下床活动,防止下肢深静脉血栓形成。

(2)饮食。给予高热量、高蛋白、高维生素易消化饮食。有心力衰竭时应限制钠盐摄入、少量多餐、多吃蔬菜、水果,保持大便通畅。

2.病情观察

监测生命体征,尤其是心率、心律、血压、脉搏、呼吸频率、节律及伴随症状,注意患者的精神状态及意识变化。观察有无风湿活动的表现,如皮肤环形红斑、皮下结节、关节红肿及疼痛等。观察患者有无呼吸困难、乏力、食欲减退、尿少等心力衰竭的征象。密切观察有无栓塞的征象,一旦发生,立即报告医师并给予相应的处理。

3.对症护理

根据病情给予间断或持续吸氧。每4h测量1次体温,超过38.5℃给予物理降温并记录降温效果。大量出汗者应勤换衣裤、被褥,防止受凉。关节炎时可局部热敷以减轻关节炎性水肿对神经末梢的压迫,改善血液循环,使疼痛减轻。

4.用药护理

遵医嘱给予抗生素及抗风湿药物治疗,观察其疗效和不良反应,如阿司匹林可致胃肠道反应、柏油便、牙龈出血等。注意药物不良反应如低血钾、洋地黄中毒等。

5.心理护理

加强与患者的沟通,耐心向患者解释病情,消除患者的焦虑紧张情绪,使其积极配合治疗。向患者及其家属详细介绍治疗的方法和目的,缓解患者或家属因不了解介入或手术治疗的效果和顾虑费用而产生的压力。

6.健康指导

(1)疾病知识。告诉患者及其家属本病的病因和病程进展特点,说明本病治疗的长期性,鼓励患者树立信心。有手术适应证者应尽早择期手术。提高生活质量。

(2)休息与活动。保持室内空气流通、温暖、干燥、阳光充足,避免居住环境潮湿、阴暗等不良条件。帮助患者根据心功能情况协调好活动与休息,避免重体力劳动和剧烈运动。教育家属理解患者并给予支持。

(3)预防感染。防治链球菌感染,避免上呼吸道感染、咽炎、扁桃腺炎,注意防寒保暖、一旦发生上呼吸道感染、咽炎、扁桃体炎应立即用药治疗。扁桃体反复发炎者在风湿活动控制后2～4个月可手术摘除扁桃体。行拔牙、内镜检查、导尿术、分娩、人工流产等手术操作要预防性使用抗生素。风湿活动期禁止拔牙、导尿等侵入性操作。保持口腔清洁,预防口腔感染。

(4)用药指导。告诉患者坚持服药的重要性,按医嘱服用抗风湿药物、抗心力衰竭药物及抗生素。并定期门诊复查,防止病情进展。

(5)妊娠指导。育龄妇女要根据心功能情况在医师指导下控制好妊娠与分娩时机,病情较重不能妊娠与分娩者,做好患者及其家属的思想工作。

（三）护理评价

患者能保持一定的活动耐力,生活自理;自我保护意识增强,感染减少;了解疾病的特点,理解治疗的长期性,能积极配合;家庭成员能从各个方面给予患者支持与鼓励,积极配合医院治疗。

第五节　心肌病

心肌病是指伴有心肌功能障碍性疾病。世界卫生组织和国际心脏病学会工作组将心肌病分为四型,即扩张型心肌病、肥厚型心肌病、限制型心肌病和致心律失常型心肌病。其中以扩张型心肌病的发病率最高,肥厚型心肌病为其次。

一、扩张型心肌病

扩张型心肌病的主要特征是一侧或双侧心腔扩大,室壁变薄,心肌收缩功能减退,伴或不伴充血性心力衰竭,常合并心律失常,病死率较高。男＞女(2.5∶1),发病率为(13～84)/10 万。

（一）病因及病理

病因尚不清楚,除特发性.家族遗传性外,近年认为病毒感染是其重要原因。本病的病理改变以心腔扩张为主,室壁变薄,纤维瘢痕形成,常伴附壁血栓。组织学非特异性心肌细胞肥大、变性,特别是程度不同等纤维化等病变混合存在。

（二）临床表现

起病缓慢,逐渐出现活动后气急、心悸、胸闷、乏力甚至端坐呼吸,水肿和肝大等充血性心力衰竭。常合并各种心律失常,如室性早搏、房性早搏、房颤,晚期常发生室性心动过速甚至室颤,可导致猝死,部分可发生心、脑、肾等栓塞。主要体征:为心脏扩大及全心衰竭的体征,75％可听到第三或第四心音。

（三）实验室及其他辅助检查

1.胸部 X 线检查

心影明显增大,可见肺瘀血征象。

2.心电图

可见房颤、房室传导阻滞等心律失常改变及 ST-T 改变。

3.超声心动图

各心腔均扩大,左心室扩大早而显著,室壁运动普遍减弱。

4.其他

心导管检查、核素显影。

（四）治疗要点

尚无特殊治疗,主要是对症治疗,目前的治疗原则是针对心力衰竭和心律失常。限制体力活动,低盐饮食,应用洋地黄和利尿药物减轻心脏负荷,及时有效地控制心律失常,晚期条件允许进行心脏移植。

二、肥厚型心肌病

肥厚型心肌病是以左心室或右心室肥厚为特征,常为心肌非对称性肥厚,心室腔变小,以左心室血液充盈受阻,舒张期顺应性下降为基本病态的心肌病。临床上根据左心室流出道有无梗阻分为梗阻性肥厚型心肌病和非梗阻性肥厚型心肌病。

(一)病因及病理

本病常有明显家族史(约占 1/3),目前认为是常染色体显性遗传疾病。本病的病理改变为主要改变在心肌,尤其是左心室形态学改变,其特征为不均等的心室间隔增厚。组织学特征为心肌细胞肥大、形态特异、排列紊乱。

(二)临床表现

部分患者可无自觉症状,因猝死或在体检中才被发现。非梗阻性肥厚型的临床表现类似扩张型心肌病。梗阻性轻者无症状,重者因心排血量下降而出现重要脏器血供不足的表现,如劳累后心悸、胸痛、乏力头晕,昏厥,甚至猝死。突然站立、运动、应用硝酸甘油等使回心血量下降,加重左室流出道梗阻,上述症状加重,部分患者因肥厚心肌耗氧量上升致心绞痛,但硝酸甘油或休息多不能缓解。主要体征有心脏轻度增大,胸骨左缘第 3～4 肋间闻及收缩期杂音。

(三)实验室及其他辅助检查

1.X 线

心影左缘明显突出,提示左心室大块肥厚。但有些患者增大不明显,如合并心力衰竭则心影明显增大。

2.ECG

最常见为左心室肥大伴劳损(ST-T 改变),病理性 Q 波出现为本病的一个特征。

3.超声心动图

对本病的诊断有重要意义,可显示左心室和室间隔非对称性肥厚。

4.其他

左心室造影及左心导管术对确诊有重要价值。

(四)诊断要点

对不能用已知心脏病来解释的心肌肥厚应考虑本病可能。结合 ECG,超声心动图及心导管检查做出诊断。有阳性家族史(猝死、心脏增大等)更有助于诊断。

(五)治疗要点

本病的治疗原则为延缓肥厚的心肌,防止心动过速及维持正常窦性心律,减轻左室流出道狭窄和控制室性心律失常。目前主张应用 β 受体阻滞药及钙拮抗药治疗,减轻流出道肥厚心肌的收缩,降低流出道梗阻程度,增加心室充盈,增加心排出量,并可治疗室性心律失常。对重度梗阻性肥厚型心肌病可做介入或手术治疗,消除或切除肥厚的室间隔心肌。

三、心肌病患者的护理

(一)护理评估

1.健康史

询问家族中有无心肌病的患者;发病前有无病毒的感染、酒精中毒以及代谢异常的情况;有无情绪激动、高强度运动、高血压等诱因。

2.身体状况

有无疲劳、乏力、心悸和气促以及胸痛,有无呼吸困难、肝大、水肿或胸膜腔积液的心力衰竭表现。

3.心理-社会状况

患者有无恐惧,能否正确认识该疾病。

4.实验室检查

超声心动图检查结果,心电图检查,心导管检查确诊。

(二)主要护理诊断

1.疼痛:胸痛

胸痛与肥厚型心肌耗氧量增加、冠状动脉供血相对不足有关。

2.气体交换受损

气体交换受损与心力衰竭有关。

3.潜在并发症

心力衰竭、心律失常、猝死。

(三)护理目标

1.呼吸困难得以改善或消失。

2.患者胸痛改善或消失。

3.无并发症发生。

(四)护理措施

1.一般护理

(1)饮食。给予高蛋白、高维生素的清淡饮食。多食蔬菜和水果,少食多餐,避免便秘。合并心力衰竭的患者,限制钠水摄入。

(2)活动和休息。限制体力活动尤为重要,可减轻心脏负荷、改善心功能。有心力衰竭的患者应该绝对卧床休息。当心力衰竭得到控制后仍应限制活动量。另外,肥厚型心肌病的患者体力活动时有昏厥或猝死的危险,故应避免持重,屏气以及剧烈运动,并避免单独外出。

(3)吸氧。根据缺氧程度调节流量。

2.病情观察

(1)观察患者的生命体征,必要时进行心电监护。

(2)严密观察有无并发症发生。观察患者有无乏力、呼吸困难、肝大、水肿等心力衰竭的表现,准确记录出入液量,定期测体重;附壁血栓易脱落导致动脉栓塞,观察患者有无偏瘫、失语、胸痛、咯血等的表现;及时发现心律失常的先兆,防止昏厥以及猝死。

(3)准备好抢救药物和用品。

3.用药护理

遵医嘱用药,以控制心力衰竭为主,观察疗效以及不良反应,严格控制滴数。扩张型心肌病的患者对洋地黄的耐受差,要避免洋地黄中毒。

4.心理护理

不良情绪可使交感神经兴奋、心肌耗氧量增加,护理人员需耐心解释,安慰鼓励患者。

5.健康宣教

保证充足的休息和睡眠,避免劳累和上呼吸道感染。保持大便通畅和情绪稳定。遵医嘱服药,教会患者及其亲属观察其疗效和不良反应。

(五)护理评价

患者胸痛改善或消失;呼吸困难改善或消失;未发生并发症。

第六节　心肌炎

心肌炎常是全身性疾病在心肌上的炎症性表现,由于心肌病变范围大小及病变程度的不同,轻者可无临床症状,严重可致猝死,诊断及时并经适当治疗者,可完全治愈,迁延不愈者,可形成慢性心肌炎或导致心肌病。

一、病因与发病机制

(一)病因

细菌性白喉杆菌、溶血性链球菌、肺炎双球菌、伤寒杆菌等。病毒如柯萨奇病毒、艾柯病毒、肝炎病毒、流行性出血热病毒、流感病毒、腺病毒等,其他如真菌、原虫等均可致心肌炎。但目前以病毒性心肌炎较常见。

致病条件因素:①过度运动:运动可致病毒在心肌内繁殖复制加剧,加重心肌炎症和坏死。②细菌感染:细菌和病毒混合感染时,可能起协同致病作用。③妊娠:妊娠可以增强病毒在心肌内的繁殖,所谓围生期心肌病则可能是病毒感染所致。④其他:营养不良、高热寒冷、缺氧、过度饮酒等,均可诱发病毒性心肌炎。

(二)发病机制

从动物实验、临床与病毒学、病理观察,发现有以下 2 种机制。

1.病毒直接作用

实验中将病毒注入血循环后可致心肌炎。以在急性期,主要在起病 9d 以内,患者或动物的心肌中可分离出病毒,病毒荧光抗体检查结果阳性,或在电镜检查时发现病毒颗粒。病毒感染心肌细胞后产生溶细胞物质,使细胞溶解心肌间质增生、水肿及充血。

2.免疫反应

病毒性心肌炎起病 9d 后心肌内已不能再找到病毒,但心肌炎病变仍继续;有些患者病毒感染的其他症状轻微而心肌炎表现颇为严重;还有些患者心肌炎的症状在病毒感染其他症状开始一段时间以后方出现;有些患者的心肌中可能发现抗原抗体复合体。以上都提示免疫机制的存在。

(三)病理改变

病变范围大小不一,可为弥散性或局限性。随病程发展可为急性或慢性。病变较重者肉眼见心肌非常松弛,呈灰色或黄色,心腔扩大。病变较轻者在大体检查时无发现,仅在显微镜下有所发现而赖以诊断,而病理学检查必须在多个部位切片,方使病变免于遗漏。在显微镜下,心肌纤维之间与血管四周的结缔组织中可发现细胞浸润,以单核细胞为主。心肌细胞可有变性、溶解或坏死。病变如在心包下区则可合并心包炎,成为病毒性心包心肌炎。病变可涉及心肌与间质,也可涉及心脏的起搏与传导系统如窦房结、房室结、房室束和束支,成为心律失常的发病基础。病毒的毒力越强,病变范围越广。在实验性心肌炎中,可见到心肌坏死之后由纤维组织替代。

二、临床表现

取决于病变的广泛程度与部位。重者可致猝死,轻者几无症状。老幼均可发病,但以年轻人较易发病,男多于女。

(一)症状

心肌炎的症状可能出现于原发的症状期或恢复期。如在原发病的症状期出现,其表现可被原发病掩盖。多数患者在发病前有发热、全身酸痛、咽痛、腹泻等症状,反映全身性病毒感染,但也有部分患者原发病症状轻而不显著,须仔细追问方被注意到,而心肌炎症状则比较显著。心肌炎患者常诉胸闷、心前区隐痛、心悸、乏力、恶心、头晕。临床上诊断的心肌炎中,90%左右以心律失常为主诉或首见症状,其中少数患者可由此而发生昏厥或阿-斯综合征。极少数患者起病后发展迅速,出现心力衰竭或心源性休克。

(二)体征

1.心脏扩大

轻者心脏不扩大,一般有暂时性扩大,不久即恢复。心脏扩大显著反映心肌炎广泛而严重。

2.心率改变

心率增速与体温不相称,或心率异常缓慢,均为心肌炎的可疑征象。

3.心音改变

心尖区第一音可减低或分裂。心音可呈胎心样。心包摩擦音的出现反映有心包炎存在。

4.杂音

可见与发热程度不平行的心动过速,心尖区可能有收缩期吹风样杂音或舒张期杂音,前者为发热、贫血、心腔扩大所致,后者因左室扩大造成的相对性左房室瓣狭窄。杂音响度都不超过三级。心肌炎好转后即消失。

5.心律失常

极常见,各种心律失常都可出现,以房性与室性期前收缩最常见,其次为房室传导阻滞,此外,心房颤动、病态窦房结综合征均可出现。心律失常是造成猝死的原因之一。

6.心力衰竭

重症弥散性心肌炎患者可出现急性心力衰竭,属于心肌泵血功能衰竭,左右心同时发生衰竭,引起心排出量过低,故除一般心力衰竭表现外,易合并心源性休克。

三、辅助检查

(一)心电图

心电图异常的阳性率高,且为诊断的重要依据,起病后心电图由正常可突然变为异常,随感染的消退而消失。主要表现有 ST 段下移,T 波低平或倒置,特别是室性心律失常和房室传导阻滞等。

(二)X 线检查

由于病变范围及病变严重程度不同,放射线检查亦有较大差别,1/3~1/2 心脏扩大,多为轻中度扩大,明显扩大者多伴有心包积液,心影呈球形或烧瓶状,心搏动减弱。局限性心肌炎或病变较轻者,心界可完全正常。

(三)血液检查

白细胞计数在病毒性心肌炎可正常,偏高或降低,血沉大多正常,亦可稍增快,C 反应蛋白大多增高,GOT、GPT、LDH、CPK 正常或升高,慢性心肌炎多在正常范围。有条件者可做病毒分离或抗体测定。

四、诊断

病毒性心肌炎的诊断必须建立在有心肌炎的证据和病毒感染的证据基础上。胸闷、心悸常可提示心,脏波及,心脏扩大、心律失常或心力衰竭为心脏明显受损的表现,心电图上 ST-T改变与异位心律或传导障碍反映心肌病变的存在。病毒感染的证据有以下各点:①有发热、腹泻或流感症状,发生后不久出现心脏症状或心电图变化。②血清病毒中和抗体测定阳性结果,由于柯萨奇 AB 病毒最为常见,通常检测此组病毒的中和抗体,在起病早期和 2~4 周各取血标本 1 次,如 2 次抗体效价示 4 倍上升或其中 1 次≥1:640,可作为近期感染该病毒的依据。③咽、肛拭病毒分离,如阳性有辅助意义,有些正常人也可阳性,其意义须与阳性中和抗体测定结果相结合。④用聚合酶链反应法从粪便、血清或心肌组织中检出病毒 RNA。⑤心肌活检,从取得的活组织做病毒检测,病毒学检查对心肌炎的诊断有帮助。

五、治疗

应卧床休息,以减轻组织损伤,病变加速恢复。伴有心律失常,应卧床休息 2~4 周,然后逐渐增加活动量,严重心肌炎伴有心脏扩大者,应休息 6 个月 1 年,直到临床症状完全消失,心脏大小恢复正常。应用免疫抑制剂,激素的应用尚有争论,但重症心肌炎伴有房室传导阻滞,心源性休克心功能不全者均可应用激素。常用泼的松,40~60mg/d,病情好转后逐渐减量,6周 1 个疗程。必要时亦可用氢化可的松或地塞米松,静脉给药。心肌炎对洋地黄耐受性差、填用。心力衰竭者可用强心、利尿、血管扩张剂。心律失常者同一般心律失常的治疗。

六、病情观察

(1)定时测量体温、脉搏,其体温与脉率增速不成正比。

(2)密切观察患者呼吸频率、节律的变化,及早发现是否心功能不全。

(3)定时测量血压,观察记录尿量,以及早判断有无心源性休克的发生。

(4)急性期密切观察心率与心律,及早发现有无心律失常,如室性期前收缩、不同程度的房室传导阻滞等,严重者可出现急性心力衰竭、心律失常等。

七、对症护理

(一)心悸、胸闷

保证患者休息,急性期卧床。按医嘱及时使用改善心肌营养与代谢的药物。

（二）心律失常

当急性病毒性心肌炎患者引起四度房室传导阻滞或窦房结病变引起窦房传导阻滞、窦房停搏而致阿-斯综合征者,应就地进行心肺复苏,并积极配合医师进行药物治疗或紧急做临时心脏起搏处理。

（三）心力衰竭

按心力衰竭护理常规。

八、护理措施

(1)遵医嘱给予氧气吸入,药物治疗。注意心肌炎时心肌细胞对洋地黄的耐受性较差,应用洋地黄时应特别注意其毒性反应。

(2)休息与活动。反复向患者解释急性期卧床休息可减轻心脏负荷,减少心肌耗氧量,有利于心功能的恢复,防止病情恶化或转为慢性病程。患者急性期常需卧床 2～3 个月,待症状、体征和实验室检查恢复后,方可逐渐增加活动量。

(3)心理护理。告诉患者体力恢复需要一段时间,不要急于求成。当活动耐力有所增加时,应及时给予鼓励。对不愿意活动或害怕活动的患者,应给予心理疏导,督促患者完成范围内的活动量,恢复期仍应限制活动 3～6 个月。

(4)病情观察。急性期严密监测患者的体温、心率、心律、血压的变化,发现心率突然变慢、血压偏低、频发期前收缩、房室传导阻滞及时报告。观察患者有无脉速、易疲劳、呼吸困难、烦躁及肺水肿的表现。

(5)活动中监测。病情稳定后,与患者及其家属一起制订并实施每天活动计划,严密监测活动时心率、心律、血压变化,若活动后出现胸闷、心悸、呼吸困难、心律失常等,应停止活动,以此作为限制最大活动量的指征。

九、健康教育

(1)讲解充分休息的必要性及心肌营养药物的作用。指导患者进食高蛋白、高维生素、易消化饮食,尤其是补充富含维生素 C 的食物如新鲜蔬菜、水果,以促进心肌代谢与修复,戒烟酒。

(2)告诉患者经积极治疗后多数可以痊愈,少数可留有心律失常后遗症,极少数患者在急性期因严重心律失常、急性心力衰竭和心源性休克而死亡,有部分患者演变成慢性心肌炎。

(3)积极预防感冒,避免受凉及接触传染源,恢复期每天有一定时间的户外活动但不宜过多,以适应环境,增强体质注意保暖。

(4)积极治疗和消除细菌感染灶,如慢性扁桃体炎、慢性鼻窦炎、中耳炎等。

(5)遵医嘱按时服药,定期复查。

(6)教会患者及其家属测脉搏、节律,发现异常或有胸闷、心悸等不适应症状及时复诊。

参考文献

[1]田淳.临床专科疾病护理精要[M].南昌:江西科学技术出版社.2020.

[2]郑菲.新编临床专科护理技能[M].长春:吉林科学技术出版社.2020.

[3]王辰囡.临床护理基础理论与实践[M].西安:西安交通大学出版社.2020.

[4]叶秋莲.临床常见疾病的护理与预防[M].南昌:江西科学技术出版社.2020.

[5]孙芹.新编常见疾病护理常规[M].西安:世界图书出版西安有限公司,2020.

[6]王霞.现代常见病临床护理[M].哈尔滨:黑龙江科学技术出版社,2020.

[7]王建梅.现代临床常见病护理技术[M].北京:科学技术文献出版社,2020.

[8]张书霞.临床护理常规与护理管理[M].天津:天津科学技术出版社,2020.

[9]郑学风.实用临床护理操作与护理管理[M].北京:科学技术文献出版社,2020.

[10]秦燕辉.常见疾病临床护理实践[M].天津:天津科学技术出版社,2020.

[11]唐华平.临床呼吸系统疾病救治与护理[M].长春:吉林科学技术出版社.2018.

[12]杨霞,孙丽.呼吸系统疾病护理与管理[M].武汉:华中科技大学出版社.2016.

[13]赵文卿.实用呼吸内科疾病护理[M].长春:吉林科学技术出版社.2019.

[14]李俊红,叶丽云.实用呼吸内科护理手册[M].北京:化学工业出版社.2018.

[15]刘丽琴.现代内科护理精粹[M].西安:西安交通大学出版社.2018.

[16]吕晓民.当代护理技术与临床[M].北京:科学技术文献出版社,2020.